난치성 피부병

생약효소연구원 지음

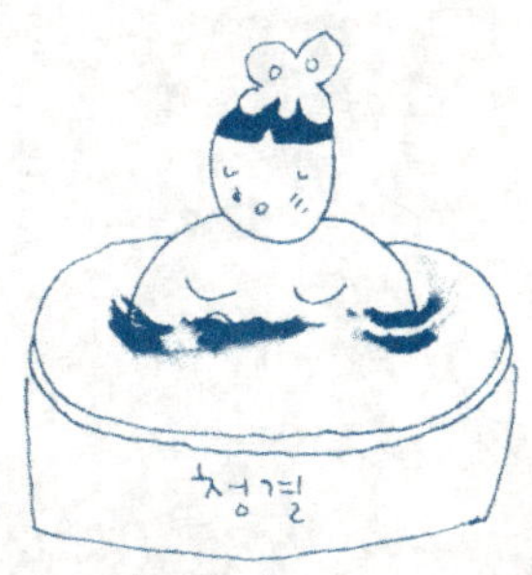

가림출판사

　　피부는 신체를 둘러싸고 있는 하나의 중요한 기관으로서
외부의 자극으로부터 민감하게 반응한다. 모든 몸 안 내장의
변화가 즉각 피부에 반응을 보여 피부 질환을 일으킨다.
　　피부병의 종류는 매우 다양하고 원인 또한 복잡하여 잘못
치료하는 경우 평생을 두고 고생하며 마음에 병으로 한을 남
기기도 한다. 특히 난치성 피부병은 아직까지 현대의학으로
는 부신피질 호르몬제를 복용하거나 바르는 방법과 자외선요
법으로 증세를 완화시키는 방법밖에 없는 것이 현실이다. 그
러나 호르몬제의 부작용이 너무나 커서 선진국에서는 의사의
처방 없이는 사용할 수 없는 약품이다. 그러나 우리나라에서

는 아직 이 호르몬제의 사용을 제한하고 있지 않기 때문에 호르몬제의 남용으로 인한 피부병 환자의 돌이킬 수 없는 피해 또한 큰 것이 현재의 실정이다. 그 부작용은 10~20년 후 중병으로 전환되기 때문에 의학인으로서의 양심으로는 도저히 권할 수 없는 바이다.

그래서 본인은 마침내 그 동안 피부병 치료를 위해 무수히 노력하여 얻은 결과인 생약효소를 용기를 내어 소개하는 것이다. 이것은 생약초 및 열매 뿌리를 이용하여 문제를 근본적으로 해결하고 있다. 장기적으로 사용해도 부작용이 없고 치료(완치) 효과가 높으며, 특히 동양인의 피부 체질에 잘 적응한다. 난치성 피부염 환자를 만날 때마다 치료에 자신을 얻으며 언제나 완치의 기쁨을 맞곤 한다.

본 책자가 난치성 피부병으로 고생하는 많은 환자에게 하나의 사전으로서 역할을 하여 지긋지긋한 고통에서 벗어나 새로운 희망의 등대가 되었으면 하는 바램이다.

원고를 마치며《난치성 피부병》책자가 내용상으로 부족한 점이 너무나 많음을 느낀다. 좀더 자세하고 확실하게 알려드리고 싶은 마음 간절하나 고통받고 있는 이들의 기다림을 더이상 방치할 수 없어 우선 이대로의 모습으로나마 내기로 했다. 앞으로 피부 전문인의 자문 뿐만 아니라 각 개인에 따라 그 증상을 달리 하는 이 난치성 피부병에 대해 더욱 연구 노력하여 다음 개정시에 보다 알찬 내용으로 꾸밀 것을 약속하는 바이다.

끝으로 본 책자가 나오기까지 여러 모로 도움을 아끼시지 않은 가림출판사 강선희 사장님과 편집을 맡아주신 여러분에게 진심으로 감사드리는 바이다.

1995년 11월

저 자

차 례

차 례

차 례

차 례

차 례

차 례

제 **1** 장

피부의 구조 및 역할

제 **1** 장

피부의 구조 및 역할

피부의 구조 및 역할

1. 개요

　피부는 신체를 둘러싸고 있는 하나의 기관으로서 단순히 신체를 덮고 있는 외피로서의 역할 외에도 많은 기능을 수행하고 있는 매우 중요한 기관이다. 또한 피부는 우리의 생명 보존에 필요불가결한 것이며, 인간이 살아온 과정과 연륜을 말해주므로 나무의 나이테와 같은 것이라고 할 수 있다. 피부는 대체로 두 가지 형태로 나누는데, 즉 두꺼운 피부와 얇은 피부로 나누어진다. 피부 두께가 신체 부위 중 얇은 곳은 눈꺼풀 및 고막이며, 두꺼운 곳은 손바닥과 발바닥, 특히 발뒤꿈치이다. 피부의 무게는 체중의 약 16%를 차지하고 있다.

2. 피부의 표면 상태

육안으로 볼 때 피부는 평평하고 단순한 표면 구조를 가진 듯하나 현미경으로 관찰해보면 대단히 복잡한 그물 모양의 구조로 되어 있다.

피부 표면은 홈이 진 피부 고랑과 피부 고랑 사이에 솟아오른 피부 능선이 서로 얽혀 여러 모양의 피부 주름, 즉 피문을 만드는데 특히 손(발)바닥에 잘 발달되어 있다. 피문은 고리모양·활모양·소용돌이 모양 혹은 이들이 혼합된 형태를 이루기도 하나 개인에 따라 일정한 경우가 많다. 피문의 이러한 모양새는 유전인자에 의해 결정된다고 보며 진피 능선의 형태와 유사하다.

특히 손바닥끝의 지문은 뚜렷하게 식별되는 것으로 이것을 지문이라 한다. 이것은 생후 1~4개월 경에 생기고 아동기에 발달하여 일생 동안 변화하지 않고 거의 파손되지 않아 개인 인식이나 범죄수사에 이용되기도 한다.

그러나 이마·귓바퀴·음낭 등에는 이 피문이 없다. 피부 표면의 상태는 성별·연령·신체 부위에 따라 다르다. 일반적으로 피부결이 섬세하다는 것은 피부능선이 낮고 가지런하며 피부 고랑이 얕아 섬세한 그물모양을 하고 있는 상태를 말한다.

반대로 피부능선이 높고 가지런하지 못하며 피부 고랑이 깊으면 커다란 그물모양을 하고 있는데 이런 피부를 거친 피부라고 말한다. 연령적으로 보면 젊은 사람들은 살결이 곱고 연령이 높을수록 거칠다. 또한 남성들이 여성보다 살결이 거친 것이 보편적이라 할 수 있다. 피부 고랑과 피부 고랑이 교차하는 곳에 작은 구멍이 있는데 이곳에서부터 피부의 표면으로 향하여 털이 나와 있으며 피부능선의 중앙은 땀의 출구가 된다.

3. 피부의 형태

피부는 외배엽에서 유래하였으며 피부의 구조를 표면에서 살펴보면 특수 구조화된 상태, 즉 표피와 중배엽에서 유래된 치밀결합조직이다. 다시 말하면 진피, 그리고 진피 밑에는 성

긴 결합조직으로 이루어진 피하지방층 또는 얇은 근막으로
구분된다.

　피부밑조직은 피부에 속하지 않으나 그 밑에 있는 구조,
즉 뼈나 근육과 피부를 연결시켜 주고 피부를 가동성있게 해
준다. 그러나 손바닥과 발바닥에서는 진피와 피부밑조직의
결합조직 섬유가 서로 치밀하게 엉켜 있기 때문에 피부의 가
동성이 제한받는다.

　피부의 각 층 두께는 표피가 $0.07 \sim 0.12\,mm$ 이고, 진피는
$1 \sim 3\,mm$ 이며, 피부밑조직의 두께는 피부밑 지방의 양에 의
해 결정된다. 또한 부위·연령·인종·영양상태 등에 따라 차
이가 크다.

　그 밖에 피부 부속기관인 손(발)톱·털·땀샘·기름샘·젖
샘이 있다.

4. 피부의 구조

1. 표피층

1) 표피의 구조

표피는 육안으로 볼 수 있는 가장 표면에 있는 층으로서 혈관이 분포되어 있지 않다.

표피의 두께는 보통 0.07~0.12mm이며 각화 중층 편평 상태로 된 얇은 막이고 화장품과 가장 관계가 깊다.

그러나 손바닥(0.8mm)이나 발바닥(1.4mm) 같은 두꺼운 피부에서는 이 표피층이 보통 피부에서의 표피보다 훨씬 두껍다.

피부의 두께는 진피로 결정되는 것이 아니라 표피의 두께로 결정된다. 표피는 피부의 두께에 따라 다르나 각화세포의 변형되는 모양에 따라 뚜렷한 5개의 층, 즉 기저층·가시층·과립층·투명층·각질층으로 되어 있으며 기저층과 기상층을 발피기층이라 하기도 한다.

기저층

기저층은 표피의 가장 아래층에 위치하고 있으며 진피와 접해 있는 염기호성인 원주상 혹은 입방형의 세포가 단층으로 배열되어 있다.

기저층 세포의 기저막 면기는 짧고 얇은 세포질 돌기를 내고 있으며 절반 부착반에 의하여 기저막에 붙어 있다.

가시층

가시층은 표피 가운데서 가장 두터운 층이며 세팔 원주상 방추형의 다각형을 이루고 있다. 이 세포는 여러 층으로 되어 있고 세포 모양은 불규칙한 다각형이며 세포와 세포 사이는 약간씩 떨어져 있다. 표층 가까이로 갈수록 세포는 납작해진다. 세포 표면으로부터는 세포에서 짧은 가시모양의 돌기가 나와 세포 사이에 다리, 즉 세포간교를 형성한다. 이러한 모양 때문에 이 층을 가시층이라고 하며 가시층세포를 흔히 가시세포라고 한다.

과립층

과립층은 가시세포에서 이행되어 온 과립세포로 구성되어 있는 편평 또는 방추형의 세포집단으로 2~5층으로 구성되어 있으며 그 장축은 피부표면과 평행하다. 그리고 손바닥이나 발바닥처럼 각질층이 두터운 부위에서는 10층에 이른다.

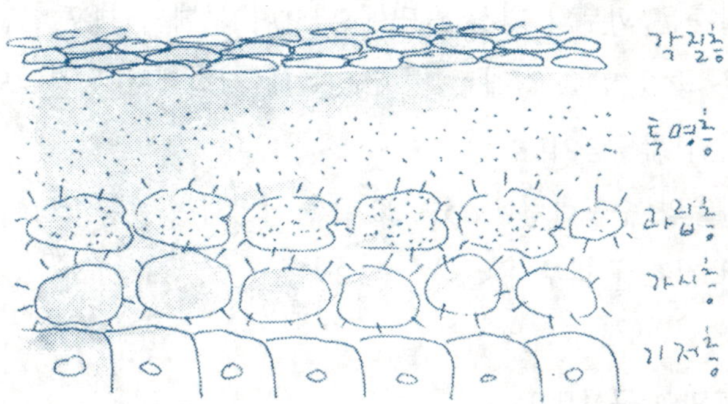

투명층

각질층 바로 밑에 있는 투명층은 생명력이 없는 무색 무핵 세포로 밝고 투명한 층이며 모든 피부에 존재하나 얇은 피부에서는 식별이 쉽지 않고 손바닥·발바닥에서는 뚜렷하게 관찰할 수 있다. 3~4세포층으로 되어 있고 납작한 호산성세포로 구성되어 있다.

각질층

　각질층은 피부의 가장 표면에 있으며 무핵의 세포, 즉 세포들은 죽어 있고 각질로 변해 있는데 각화세포가 분열되어 만들어진 세포층이다.

　각질층의 수분함량은 15 ~ 20% 가 적당하며 수분함량이 부족하면 건조한 피부가 된다.

2) 표피의 구성세포

　표피층은 발생기원과 작용이 다른 두 가지 세포군, 즉 표피를 만드는 각화세포와 피부색과 관계있는 멜라닌이 만들어지는 색소세포인 가지모양세포에 의해 구성된다. 이 중 가장 많고 돌출한 세포는 각화세포이다.

2. 진피층

1) 진피의 구조

진피는 표피의 바로 아래에 위치하며 표피와 명확히 구별된다. 피부밑 지방층과 연결되는 불규칙성 치밀아교섬유결합조직으로 되어 있다.

두께는 0.5~4mm 정도로 표피의 약 10~40배 되는 두꺼운 층으로서 원래의 피부형태라고 할 수 있는 부분이다.

진피층은 경계가 확실하지 않으나 유두층과 망상층으로 나눈다. 진피는 피부의 탄력에도 관계하며 모세혈관·림프관·신경 등이 이 진피 속에 얽혀 있다.

2) 진피의 세포성분

진피에 있는 대부분의 세포는 섬유모세포와 큰 포식세포이다. 근세포, 지방세포도 단독 또는 무리를 형성하여 나타난다. 또한 결합조직세포의 종류인 색소보유세포도 관찰되는데 이 세포는 색소를 보유하고 있으며 세포질 돌기를 갖고 있다.

3. 피하지방층

피하지방층은 진피와 근육 골격 사이에 있는 부분으로서
피부에 속하지 않는다. 이 조직은 피부의 유동성과 깊은 관
계가 있다. 피부밑조직은 여성호르몬과 관계가 깊어 여성의
신체선에 부드러움을 준다. 또한 열의 부도체이기 때문에 체
내의 열이 외부의 온도에 의해 좌우되지 않도록 하여 여분을
피부지방조직으로 축적시켜 뼈·근육이 외부의 압력으로부터
상하지 않도록 보호해준다.

5. 피부의 부속기관

피부의 부속기관은 손(발)톱·털·땀샘·피지샘 및 젖샘으
로 구성된다.

1) 땀샘

땀은 몸의 체온조절과 노폐물의 배설, 피부 표면에 수분공
급 등의 역할을 하고 있다. 땀을 분비하는 땀샘은 진피와 피
하지방세포 조직 사이에 있다. 땀샘의 분포는 몸의 부위에

따라 다르다. 대체적으로 피부 1평방 센티미터에 약 1백 개의 땀샘이 있다. 땀의 주성분은 물이며 소금 등 전해질과 지방산·요소·미네랄(Mineral) 등이 섞여 있다. 땀은 산성이며 피부 속에 위치하고 있으며, 땀을 생산해내는 땀샘은 실뭉치처럼 엉켜져 있다. 땀이 분비되는 한관은 표피 내에서 나선형으로 구불구불하게 피부 밖으로 뚫려 있다. 땀샘은 체내 온도와 체외 온도에 따라 일을 한다. 다시 말하면 체외의 온도가 높으면 체온이 높아지는 것을 막기 위해 땀샘의 활동이 활발해진다. 또한 공포의 상태, 열, 호르몬의 분비도 땀샘의 작용에 영향을 미친다.

정상 상태일 때는 하루 1.2ℓ 정도의 땀을 분비한다. 그러나 격렬한 운동을 했을 때에는 10ℓ 정도의 땀이 분비된다.

땀샘의 종류

땀샘은 에크린샘과 아포크린샘으로 나눌 수 있다.

에크린샘은 태어날 때부터 입술과 음부의 일부를 제외한 전신에 분포되어 있다. 특히 손바닥·발바닥·이마·등줄기 등에 잘 발달되어 있다. 땀을 분비시키는, 즉 일반적으로 말하는 땀샘을 일컫는다. 주로 체온조절과 우리 몸의 해로운 물질들을 땀과 함께 분비하는 노폐물을 배설시킨다.

아포크린샘은 에크린샘보다 크며 표피층의 털주머니 안으로 혼탁한 땀을 분비한다. 분비액은 단백질을 많이 함유하고 있어 혼탁하다. 주로 겨드랑이·성기·유두 주변의 털구멍으로 땀선의 입구가 나 있다. 여기에서 분비되는 땀은 박테리아에 의해 부패되고 사람에 따라 독특한 냄새가 나는데 이것이 곧 체취이다.

아포크린샘은 사춘기에 분비기능이 시작되어 나이가 들면서 점차 개인 특유의 냄새가 나지 않게 된다.

땀으로 나는 냄새 중에서 겨드랑이에서 강한 냄새가 나는 것을 액취증이라 한다. 이것은 아포크린 한선에서 분비된 땀이 세균에 의해 부패되어 나는 것이다. 그러므로 청결에 특히 유의해야 한다. 소독비누로 자주 닦아주고 방취 스프레이를 뿌리면 냄새를 제거하는데 도움이 된다.

2) 피지샘

피지샘은 피부 표면에 지방을 분비하여 땀과 함께 피부의 표피를 부드럽게 한다. 피지를 생산하는 피지샘은 포도송이와 같은 모양으로 털주머니 속으로 입구를 내고 있다.

피지샘에서는 하루 평균 1~2g의 피지가 분비되고 있다. 따라서 피부기름, 즉 피지는 먼저 털주머니 속으로 분비된

후 털구멍을 통해 피부 밖으로 분출된다. 이것의 주요 기능은 물이나 미생물·이물질 등이 피부를 통해 침투하는 것을 막아주며 체온의 저하를 방지하는 것이다.

피지샘은 얼굴·등·가슴에 특히 많으며 손과 발바닥에는 없다. 또한 입술과 같은 얇은 점막에는 피지샘이 직접 밖으로 지방을 분비한다.

피지의 분비는 주로 호르몬의 영향을 받으며 나이나 질병, 다른 기관의 기능 장애 등에 의해서도 영향을 받는다. 남성 호르몬인 안드로겐(Androgen)은 피지 분비를 촉진시킨다. 대개 피지샘이 큰 곳은 코 주위나 눈썹 사이, 뺨의 일부다.

털구멍이 각질로 막혀 있을 때 털주머니에 피지가 고여 여드름이 된다. 그러므로 여드름이 잘 생기는 피부는 각질이 모공을 막지 않도록 신경써서 세안해야 한다.

3) 털

털은 햇빛·추위·더위 또는 물리적인 충격으로부터 우리의 몸을 보호하며, 특히 피부에 있어 중요한 의미가 있다. 털은 표피 위로 비스듬히 뚫고 나와 있는데, 그 뿌리가 피하 지방층까지 뻗혀 있는 것도 있다. 털은 색소가 있는 긴 막대기 형태의 각질 섬유이며, 털주머니가 털과는 약간 떨어져 있는 상태로 털을 감싸고 있다. 털주머니는 표피에 속하며 이 주머니로 피지가 분비되어 털구멍을 통해 밖으로 나온다. 털 뿌리끝의 둥근 부분에는 모세혈관과 신경이 있어 여기서 털이 자란다.

털은 긴 털·짧은 털·솜털로 나눌 수 있다. 긴 털은 머리털·수염·겨드랑이털 등이다. 짧은 털은 눈썹·속눈썹·콧털 등이다. 솜털은 온몸에 퍼져 있어 감각을 느끼게 도와준다.

머리털의 수명은 3～10년이며, 하루에 0.4～0.7mm 정도 자라고 최대 1.5m 정도까지 기를 수 있다고 한다. 머리털은 하루에 1백여 개 정도 빠지는데, 비정상적으로 많이 빠지는 것은 철분과 미네랄이 부족하거나 출산 전후, 피임약을 복용하다가 약을 중단하는 시기에 흔히 일어난다. 또한 잘못된 빗질이나 잦은 퍼머와 염색, 습관적인 모자 착용도 머리털이 빠지는 원인이 되기도 한다.

남성 호르몬은 머리털을 빠지게 하므로 대머리 예방은 사춘기 때부터 하는 것이 좋다. 질이 좋은 샴푸를 사용하고 손가락 끝부분으로 두피 마사지를 하며, 혈액순환이 잘 되게 하여 털뿌리에 영양을 충분히 공급해 주도록 한다.

4) 손톱과 발톱

손톱과 발톱은 손가락과 발가락 끝을 보호해 주는 기관으로 물건을 만질 때 느끼는 감각기능을 돕고, 물건을 잡거나 힘주어 누를 때에 도와주는 역할을 한다.

손톱 주변은 손톱기질(뿌리 부분의 기질, 매트릭스), 손톱집, 각피, 손톱밑 등 네 가지로 구분할 수 있다. 손톱 뿌리부분의 기질은 손톱이 자라는 뿌리 부위이다. 각피는 손톱집이나 기질 부위에 세균이나 세제 등 해로운 물질이 침투하는 것을 막는다. 손톱집은 매트릭스와 각피 사이에 있으며 손톱의 뿌리 부분을 감싸고 있다. 손톱밑은 혈액순환이 잘 되는 곳이며 통증에 매우 예민하게 반응한다.

손톱은 건강 상태나 손톱이 받는 물리적인 자극, 남녀 성별에 따라 자라는 속도가 다르다. 건강한 손톱은 탄력과 윤기가 있고 강하며 둥근 모양을 이루고 있다. 또한 손톱 반달 부분은 희고 나머지 부분은 분홍빛을 고르게 띠고 있다.

손톱은 4~5개 정도의 층이 합판처럼 합쳐져 있으며 그 사이에 수분이 함유되어 있다.

6. 피부의 역할

위에서 기술한 바와같이 피부의 구조는 매우 복잡할 뿐만
아니라 매우 정교하다. 이제 피부의 기능과 역할에 대하여
구체적으로 설명하겠다.

1) 표정작용

피부는 각 사람의 특징을 나타낼 뿐만 아니라 희노애락의
표정을 나타낸다. 예를 들어 부끄러울 때에는 얼굴을 붉히
고, 성냈을 때에는 온몸의 피부가 빨개지며, 놀랐을 때 새파
래지는 것 등과 같다.

2) 지각작용

피부는 자각신경으로 둘러싸여 있어 체외로부터 자극을 재
빨리 알아차린다.

피부는 외부로부터의 자극에 따라 촉각·냉각·온각·통
각·압각 등의 지각을 느낀다.

3) 신체 보호작용

피부는 외부로부터의 타박·압박·마찰 등의 기계적 자극

에 대해 저항력을 갖고 몸을 보호한다. 표면에는 지방의 막이 있어 물의 침투를 막고 산도가 높기 때문에 세균의 발생도 방지하여 면역체를 만드는 장소로서의 기능도 갖고 있다. (수두나 천연두일 경우 피부에 발진이 생기면 평생 면역이 얻어지고, 종두를 놓으면 천연두에 걸리지 않는 것도 이러한 이유 때문이다.)

4) 분비배설작용

피부에는 땀을 만드는 한선과 기름을 만드는 피지선이 있는데, 그것들은 항상 피부면에 분비되어 피부를 윤택하게 한다.

땀의 성분은 대부분 물로 이루어져 있으며, 그밖에 요소·염소·지방 등을 배설하여 신장기능을 도와준다. 또 요오드·브롬·비소·수은 등의 약물을 배설하는 기능도 갖고 있다.

5) 흡수작용

피부는 원래 이물질이 체내에 들어오는 것을 막고 있다. 일반적으로 수용성은 피부에 흡수되기 어렵지만 지방이나 알코올에 녹인 것은 잘 흡수된다.

6) 호흡작용

피부는 약간의 호흡을 하고 있다. 그 양은 폐호흡의 180분의 1보다도 적은 양이다. 그러나 피부 전체를 통기성이 없는 것으로 덮어버리면 살 수 없으므로 매우 중요한 호흡이다.

피부는 나이가 들면서 점차 호흡 양이 줄어든다. 피부는 약간의 탄산가스를 배출하고 산소를 흡수한다.

7) 체온조절작용

우리의 몸이 건강할 때는 체온이 일정하게 유지되는데, 이것은 주로 피부의 작용에 기인한다. 피부 자체가 직접 열을 전하기는 어렵다. 그러므로 바깥 기온과 반응하여 혈액을 순환하는 양이나 땀 분비량을 변화시켜 체온을 일정하게 유지하고 있는 것이다.

다시 말하면 더우면 피부의 모세혈관이 확장되어 열이 발산되고 땀을 많이 분비시켜 증발시킴으로써 온도를 낮춘다. 추우면 피부의 모세혈관이 수축되므로 체온의 발산을 막고 땀 분비량이 저하되므로 체온이 내려가는 것을 방지한다.

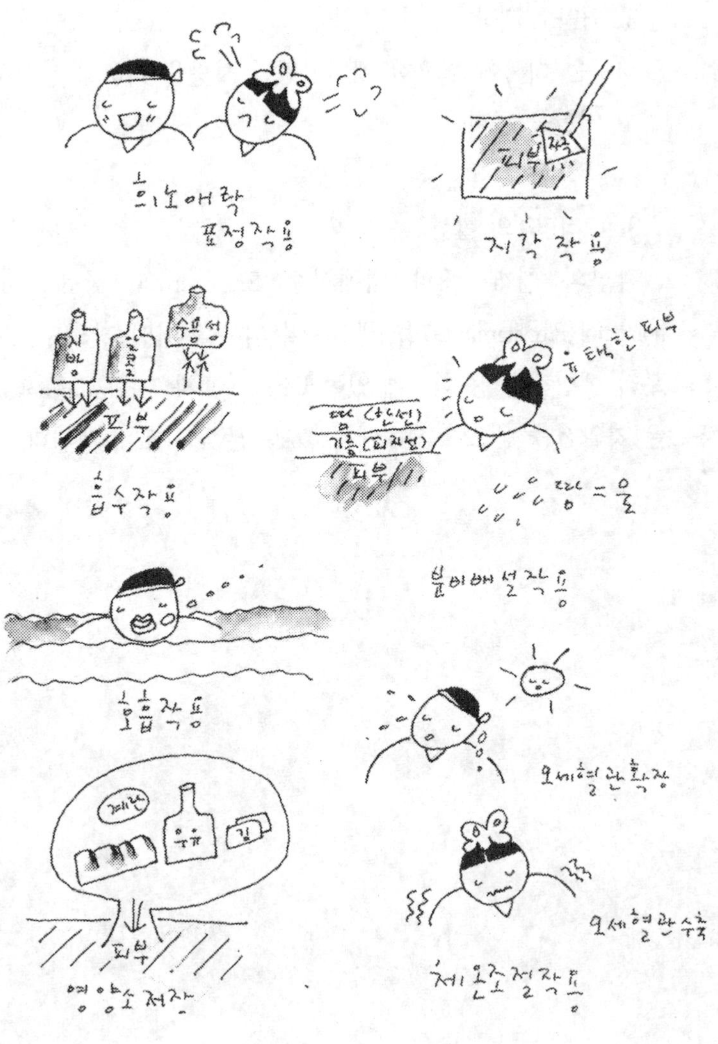
희노애락
표정작용
지각작용
수용성
피부
흡수작용
땀(한선)
기름(피지선)
피부
건강한 피부
불필요한 물
불미배설작용
호흡작용
오세혈관 확장
피부
영양소 저장
오세혈관 수축
체온조절작용

8) 영양소 저장

피부는 대사에 필요한 에너지원인 지방을 피하에 간직하는 창고 역할을 한다.

9) 비타민D 의 합성

각화와 함께 표피 내에서는 Ergosterol과 7-dehydrocholesterol (Pro vitamin D) 을 생성하여 피부를 어떤 장해요인으로부터 예방해준다. 피부에 있는 Erogosterol 과 7-dehydrocholesterol 은 자외선을 받으면 체내에서 Coliferol (Vit D) 로 합성된다.

제 **2** 장
인체와 효소

인체와 효소에 대하여

효소(酵素, Enzyme)란 생물이 만들어내는 촉매 작용을 가진 단백질이다. 생체 촉매라고도 하며 생체 안에서 이루어지는 대부분의 화학 반응이 효소의 촉매 작용에 의해서 진행된다. 그러므로 생명을 유지하는데 없어서는 안되는 중요한 물질이라고 할 수 있다.

독일의 생리학자 W. 퀴네가 생체 밖으로 추출해 낼 수 있는 효소를 Enzyme라 명명하였다. 1833년에 스위스의 J. E. 페르소와 A. 파앵이 엿기름에서 녹말을 분해하는 성분을 추출하여 디아스타제라고 이름을 붙였는데, 이것이 효소를 물질로서 파악한 최초의 것이다.

생물이 살아가기 위해서는 무수한 화학반응을 끊임없이 계속하고 있고, 이러한 화학반응은 서로 조합되면서 완전한 질서 속에서 빠르게 진행되고 있다. 이와 같은 일이 가능한 것은 하나하나의 화학반응이 각각 정확히 정해진 효소에 의해서 인도되고 있기 때문이다.

효소의 촉매작용을 받는 물질을 기질, 그 반응에 의해서 만들어지는 물질을 생성물이라고 한다. 효소는 화학반응을 촉매하지만, 자기 자신은 변화하지 않으므로 몇 번이고 되풀이해서 화학반응에 참여할 수 있다.

효소는 여러 분야에 이용되고 있다.

기초과학의 연구 수단으로서 이용하되 유전자 조작을 위한 수단으로서도 이용되고 있다.

특히 의약품으로도 이용되는데 예를 들면 병의 치료를 위해 결핍되어 있는 효소를 투여하거나 살균작용이 있는 효소를 주면 효과가 있다. 심근경색이나 뇌혈전은 혈관 안에 혈전이 생겨서 막히는 것이 원인인데 우로키나제라는 단백질 분해효소를 주사하면 치료된다. 이것은 원래 혈액 중에서 혈전을 녹이는 플라소민이라는 효소작용을 강화하는 것이다.

염증을 가라앉히기 위해서 병원균을 녹이는 라미소자임이나 고름 등을 분해시켜 제거하는 단백질 분해효소도 쓰이고

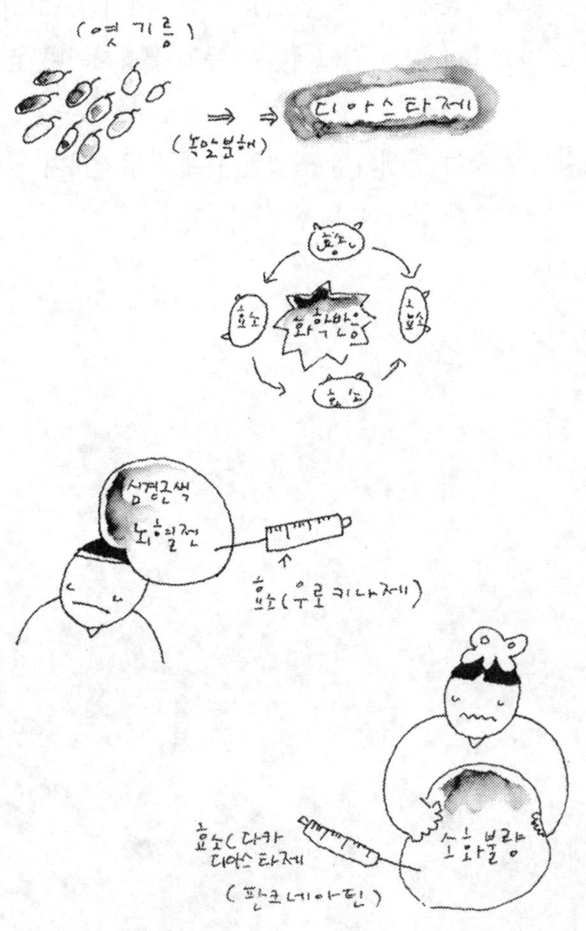(엿 기름)
(녹말분해)
디아스타제
효소
효소
화학반응
효소
효소
신경교색
뇌출혈전
효소 (우로키나제)
효소 (다카
디아스타제
(판크레아틴)
소화불량

있다.

소화불량의 치료에는 녹말 분해효소인 다카디아스타제, 여러가지 소화효소가 섞인 판크네아틴 등을 복용시키면 효과가 있다.

이와같이 효소는 인체와의 밀접한 관계를 유지하며 없어서는 안 되는 중요한 물질이다.

제 **3**장
생약효소

漢方 생약효소에 대하여

　건선이나 아토피 피부염(태열) 등은 아직까지도 현대의학으로는 확실한 치료방법이나 약제가 발견, 발명되지 않고 있다. 다만 일시적으로 증세를 완화시키는 부신피질호르몬제(스테로이드제제)를 경구 또는 피부 표피에 도포시켜 혈관을 수축, 일시적으로 잠재시키는 방법밖에 없는 것이 현실정이다.

　그나마 치료제로 개발된 스테로이드제제가 처음에는 기적의 신약, 즉 피부병 및 관절염 치료제로서 특효약이라는 등 모든 피부병에 만병통치약이라고 피부학계에서 떠들었다. 그러나 세월이 지나고 많은 사람들이 사용하던 중 이것의 부작용이 하나 둘 나타나기 시작했다. 그래서 스테로이드제제를 장기적으로 연용할 경우 인체의 장기(오장육부) 및 피부 표피에 미치는 영향이 너무나 심대하므로 선진외국에서는 의사의 처방 없이는 이 스테로이드제제를 사지도 팔지도 못하게 엄격하게 규제시켜 놓았다.

그러나 우리나라의 경우 현재에도 너무나 많이 남용될 뿐만 아니라 국민건강에 책임을 져야 할 의학계에 종사하는 사람들도 이를 안이하게 생각한다. 과도한 투약은 물론 돈만 주면 쉽게 구입할 수 있기 때문에 너무나 많이 남용되고 있는 것이다. 이를 장기간 사용한 환자가 겪게 되는 피해는 10~20년 후 돌이킬 수 없는 중병이 되고 마는 것이다. 그래서 좀더 부작용이 없고 확실한 치료 효과를 가져올 수 있는 새로운 약제 개발을 필요로 하는 것이다. 이에 따라 화학적인 방법에서 탈피하여 자연에서 우리 주위에 널려 있는 수많은 약초 중에서 피부에 도움이 되는 생약초 및 나무·열매·뿌리 등에서 수액을 뽑아 발효시켜 이를 효소화시킨 것이 바로 생약효소다.

이 생약효소의 제조과정은 너무나 어렵고 복잡하기 때문에 좀더 체계화시켜 앞으로 신약으로서 세계 의학계에 발표, 건선과 아토피로 고생하는 모든 사람들에게 복음이 되고자 하는 것이 본인의 희망사항이다.

이 생약효소는 피부 표피를 건강하게 하고 약해진 표피를 제거 박탈시키며 피부진피층밑에 있는 피부신경을 튼튼히 하고 모세혈관을 강하게 한다. 어떠한 악조건의 피부병도 이길 수 있는 피부체질을 만들어 주는 특이한 효과를 가지고 있는 것이 특징이다.

이 생약효소는 오랜 세월 동안 수많은 생약초 및 열매 뿌리를 이용하여 근본문제를 해결하기 위한 피나는 노력의 결과이다. 그러므로 장기적으로 사용해도 부작용이 없고 치료효과가 높다. 특히 우리 동양인의 피부 체질에 잘 적용되므로 이제는 난치성 피부병으로 고민하지 않아도 되고 돈과 시간을 낭비하지 않아도 된다. 그러나 이 생약효소는 생약초 및 수액을 장시간 발효시킨 것이라 대량으로 생산, 보급하지 못하는 개연성이 있으므로 이 효소를 필요로 하는 수많은 환자들의 희망을 들어주지 못함을 안타깝게 생각한다.

제 4 장
난치성 피부병 —건선(Psoriasis)

건선 (Psoriasis)

1. 개요

건선은 한번 발병하였다 하면 평생 동안 없어지지 않는 난치성 만성 피부질환이다. 여러가지 치료법을 다 써봐도 잘 치료되지 않는다. 왜냐하면 아직까지도 원인 불명인데다 재발이 연속되는 경향을 가지고 있고, 피부 증상이 대부분 구진·반점·인소를 보이는 등 몇 가지의 공통된 특징이 있기 때문이다.

건선은 계속하여 재발되는 만성질환이다. 현대의학으로는 치료가 곤란한 난치성 피부 질환으로서 홍색반점 또는 구진상 반점이 조기 병변으로 나타나면서 점차 범위가 확대되고 크기도 증대된다. 은백색의 피부 각질이 그 표면에 두껍게 나타나는데 약간 올라온 병변 모양이 주위 피부와 명확히 구분되어진다. 국소에 한정되어 있거나 산발적인 구진으로 나타나기도 하며, 계속적으로 확대되어 원형의 발진을 형성하거나 작은 구진들이 서로 합쳐져서 불규칙한 형태로 나타나기도 한다. 그 중심부는 일시적으로 완화되는 양상을 보이기도 하는 등 다양한 병변을 구성한다.

병변은 대체적으로 대칭으로 나타나며 신체의 어느 부위나 나타날 수 있는데, 특히 외부의 자극을 빈번히 받는 팔꿈치·무릎·둔부·두피, 그외 사지의 외측부에서 호발한다.

계절적으로 자외선이 강한 여름에 호전되었다가 자외선이 약하고 습도가 낮은 겨울철에 심해지는 경향을 보인다. 특히 정서적으로 심한 자극을 받을 경우 더욱 악화되는 것을 볼 수 있다.

또한 건선환자가 병변 이외의 정상적인 피부가 심한 자극이나 손상을 받는 경우 그 자리에도 새로운 병변이 발생하는 경우가 많다.

두피에 발생하는 건선은 다른 신체 부위의 병변과 유사하며 두피의 어느 부위에나 나타날 수 있다. 흔히 이마나 귀

주위 또는 귀 안쪽 피부로 확대되기도 하며 탈모를 유발하지
는 않으나 두피의 건강이 빨리 나빠지므로 머리숱의 자연감
소 시기가 빨리 오기도 한다. 몸에 건선이 없어도 머리밑에
이미 자리를 잡고 있는 건선환자가 많다.

　일반적으로 피부전문의의 진단이 지루성 피부병이라고 하
여도 평균의 머리 비듬보다도 많을 경우나 손으로 만져서 비
듬층이 두꺼워져 있으면 이는 건선이 이미 머리 피부에 자리
잡고 있다고 보아도 틀림없다. 이러한 경우 치료를 목적으로
부신피질 호르몬제, 즉 스테로이드제제를 복용하거나 주사를
맞을 때 전신적으로 건선이 확대되므로 건선치료는 초기에
잘 치료해야 한다. 잘못하여 평생을 난치성 피부병으로 근심
과 어두움, 그리고 고통으로 시달리게 된다. 정말로 부신피
질 호르몬제의 복용과 주사 사용은 신중을 기해야 하는 것이
다.

　손톱이나 발톱의 변형은 건선의 정도 차이에 따라 달라지
기는 하나 조갑의 변화가 흉하게 나타나며 손톱에는 횡구가
생기기도 하고 조갑의 색깔이 회백색으로 퇴색하면서 상당히
부스러지기도 한다.

　손·발바닥에서는 농포의 형성없이 은백색의 인소를 동반
한 국소적인 홍반이 부분적으로, 때로는 넓게 그리고 두껍게

나타나기도 한다.

전신적으로 발생할 경우는 심한 이탈성 피부염의 양상을 띠게 되며 손가락 마디의 손 관절이나 팔꿈치 관절, 무릎 관절 등에 관절염과 이에 따른 병변이 동반되기도 한다.

2. 건선의 원인

건선의 원인으로는 유전적인 원인, 체질적인 원인, 환경적인 원인, 물리화학적인 원인, 중금속의 체내 흡수로 신진대사가 방해받는 원인 등 현대의학적인 분석은 다양하며, 각자의 논리가 완전히 틀린다고 할 수 없는 복합적인 원인으로 정의할 수 있다. 그러나 본인이 오랫동안 건선환자를 치료하고 상담하며 연구한 바 그 원인을 보면 다음과 같이 나눌 수 있다.

첫째, 유전적 원인이다.

한가족 중에 네 명까지 건선으로 고통받는 사례를 본 바 있으나 건선은 유전되지 않는다는 것을 분명히 밝히는 바다.

유전성이라고 말하는 모대학병원의 교수도 있으나 이는 잘못 알고 있는 것이며 체질은 닮을 수 있으나 건선은 유전되지 않는다.

둘째, 체질적 원인이다.

체질은 부모를 따라 유전된다. 건강한 체질, 약한 체질, 피부가 거친 체질, 피부가 약한 체질 등 유전적인 요인은 매우 다양하다. 체질적으로는 건선이 유전되지 않으나 체질이 약하므로 건선이 걸릴 확률은 상당히 높은 것이다.

셋째, 환경적 원인이다.

환경적 원인도 전혀 무시할 수 없다. 건선환자가 제일 많은 곳이 유럽, 즉 공업과 공해가 일찍이 발달되고 문제된 곳이다. 독일·이탈리아·프랑스·스웨덴·노르웨이 등이다.
그러나 스위스·호주 쪽은 상대적으로 환자의 빈도가 매우 낮다. 미국과 캐나다 쪽이 증가 추세에 있으며 날씨가 더운 멕시코 등 남미와 아프리카 흑인에게는 적고 동양인의 건선환자는 백인들보다 숫자가 적다.

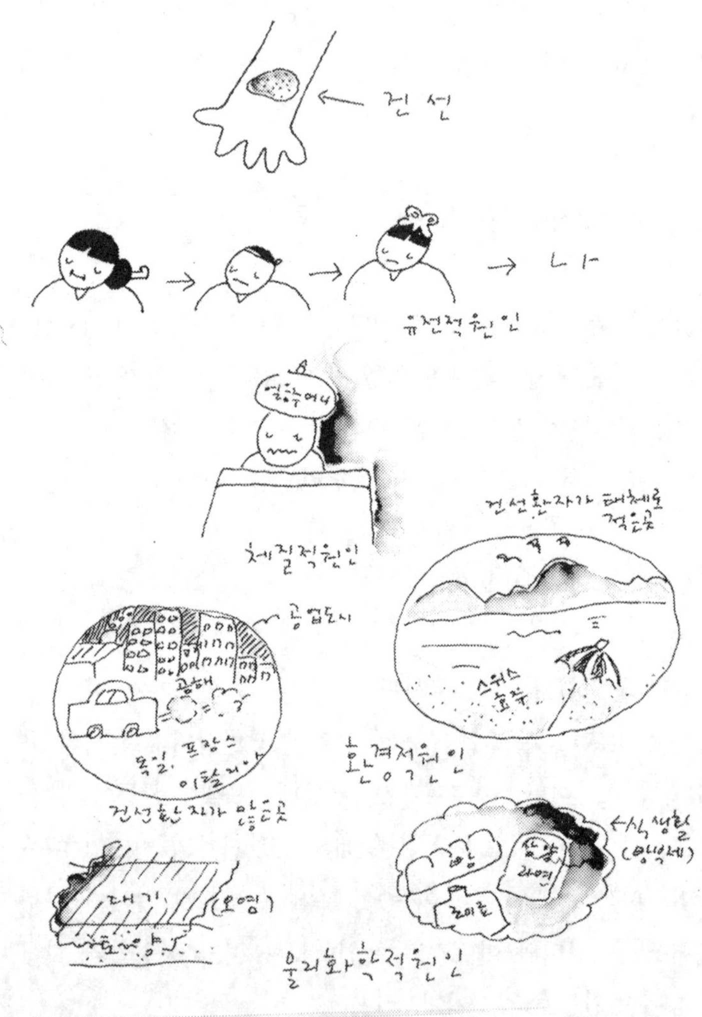
← 건선
→ 나
유전적원인
체질적원인
건선환자가 많은곳
공업도시
목질, 프랑스
이탈리아
건선환자가 해체로
겪는곳
스위스
호수
환경적원인
대기
(오염)
←식생활
(방부제)
물리화학적원인

　요즈음 우리나라에도 난치성 피부병 환자가 증가하는 것을 볼 때 환경적인 요인이 원인으로서 매우 타당성 있는 견해인 듯하다.

　넷째, 물리화학적 원인이다.

　유럽 등은 우리나라보다 50년 이상 앞서는 공업의 발달로 자연환경이 악화되어 왔다. 우리나라에 공해가 없을 때 그들 나라는 공해로 인하여 대기와 토양이 오염되기 시작하였으며 모든 식생활이 방부제가 첨가된 인스턴트 식품으로 신체적인 조건이 극도로 약해져 있었다. 허약해진 신체에 중금속·항생제, 기타 화학내복약이 체내에 알게 모르게 흡수됨으로써 골수에까지 침투하였다. 이로 인하여 생기는 여러 내부적인 암병(약 270종), 외부적으로는 건선·태열·피부암 등이 많이 발생하였다. 이것으로 짐작해보건대 물리화학적인 환경과 중금속의 체내 오염이 건선과 매우 깊은 관련이 있는 것으로 본다.

3. 건선의 종류

임상학적으로 건선의 종류는 5, 6가지가 있으며, 모양에 따라 세분화할 수 있다. 여기에서는 독자가 쉽게 이해할 수 있도록 크게 세 가지로 분류하였다.

첫째, 화폐성 건선

모양이 원형으로 둥글다고 하여 화폐성 타입의 건선이라고 하며 모든 건선환자의 70% 가 화폐성 건선환자이다.

이 화폐성 건선의 특징은 다음과 같다.

- 모세혈관이 표피 밑에서 확장되면서 생긴다.
- 대칭 정도가 비교적 정확한 모양을 이룬다.
- 좁쌀알과 녹두알 크기로 생겨 점점 커지며 표피에 인설이 두껍게 앉고 딱딱하고 견고하다.
- 재발성이 가장 높을 뿐만 아니라 치료효과가 더디다.

이 타입의 건선은 인설을 강제로 박탈시킬 경우 확장되어 있던 혈관이 터져 피가 많이 흐르고 지혈이 잘 되지 않는다.

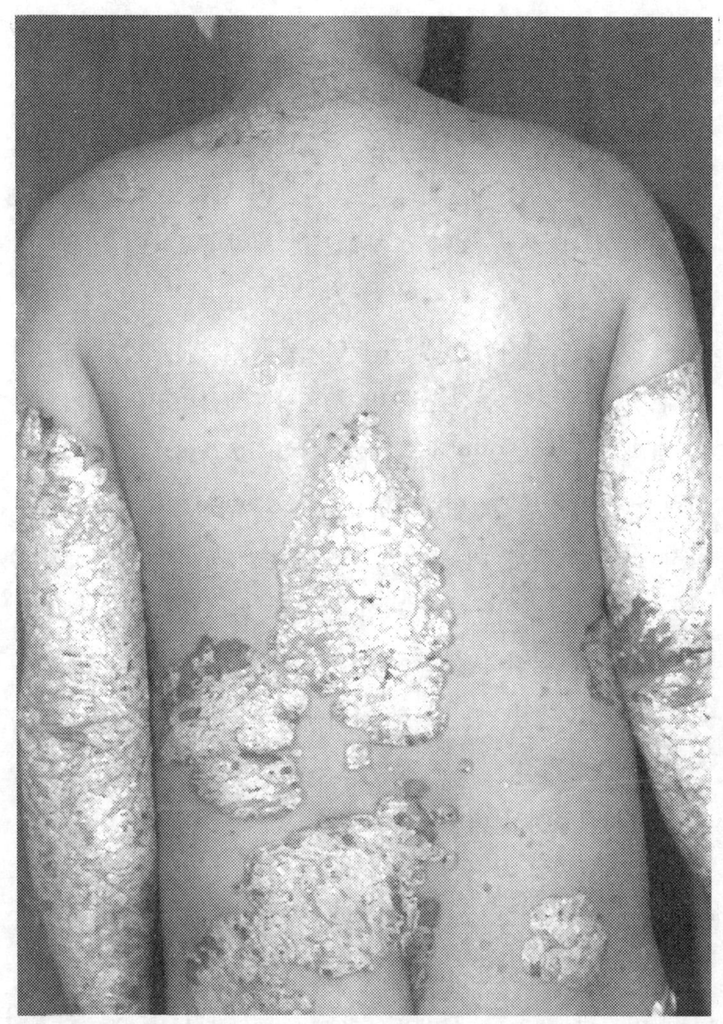

▲ 화폐성 건선

본 생약효소가 가장 어려운 화폐성 건선을 완치시킴으로써 확실한 치료 효과를 보았다.

처녀는 치료 후 시집을 가고 청년은 새 힘을 얻어 직장을 다니게 되었으며, 자살하겠다고 결심한 사람은 희망을 갖고 새 삶을 찾게 해준 것이 손가락으로 헤아릴 수 없을 정도로 많다.

옷 잘 입는 남자라는 소문난 인기탤런트 김 모씨의 부인이 오래 전 피부병이 전신으로 번져 유명 E대학병원에서 진찰받은 결과 건선으로 판명받은 적이 있다. 피부과장의 상세하고 친절한 설명을 듣고 현대의학으로는 완치의 길이 아직 확실하지 않다는 것과 내복약 및 연고의 부작용이 있기 때문에 서로 잘 아는 사이인지라 권할 수 없다는 얘기를 듣고 너무나 실망하고 낙담하던 중 본인의 소문을 듣고 달려왔었다. 본인의 치료가 된다는 말 한 마디에 이때껏 참았던 근심걱정이 울음으로 터져 나오는 것을 보았다.

이처럼 건선에서 해방되는 기쁨의 눈물을 수없이 보았다.

그후 김모씨의 부인은 깨끗이 완치되어 훌륭한 사회사업을 하고 있다는 소문을 전해 들었다.

이러한 하나하나의 결실이 본인에게는 오랜 세월 동안 피나는 연구와 노력의 고달픔이 보람으로 변하였으며 앞으로

어렵고 힘들더라도 난치성 피부병으로 고생하는 모든 이에게
희망과 기쁨을 주고자 더욱 노력할 것을 굳게 다짐하게도 되
었다.

둘째, 평편성 건선

붉은 병변의 색깔을 띠면서 작게는 동전 크기에서 손바닥
만한 크기로 피부에 지도를 그리듯 확장되어 나가는 형태의
건선을 평편성 건선이라고 부른다. 어떤 모양은 도너츠 형태
의 모양도 있으며 각질이 넓고 투명하며 큰 각질을 손으로
벗기면 피부가 홍조를 띠우나 화폐성 건선처럼 피가 나지는
않는다. 그러나 피부의 표피가 벗겨진 상태라 보기에 안타까
우며 금방 다시 엷은 비닐같은 각질층이 형성되는 것을 볼
수 있다.
생약효소로 치료할 경우 상당히 호전되며 뒤끝도 좋아 하
루하루 병변이 없어지는 재미가 있을 정도로 치료효과가 높
은 건선이다.

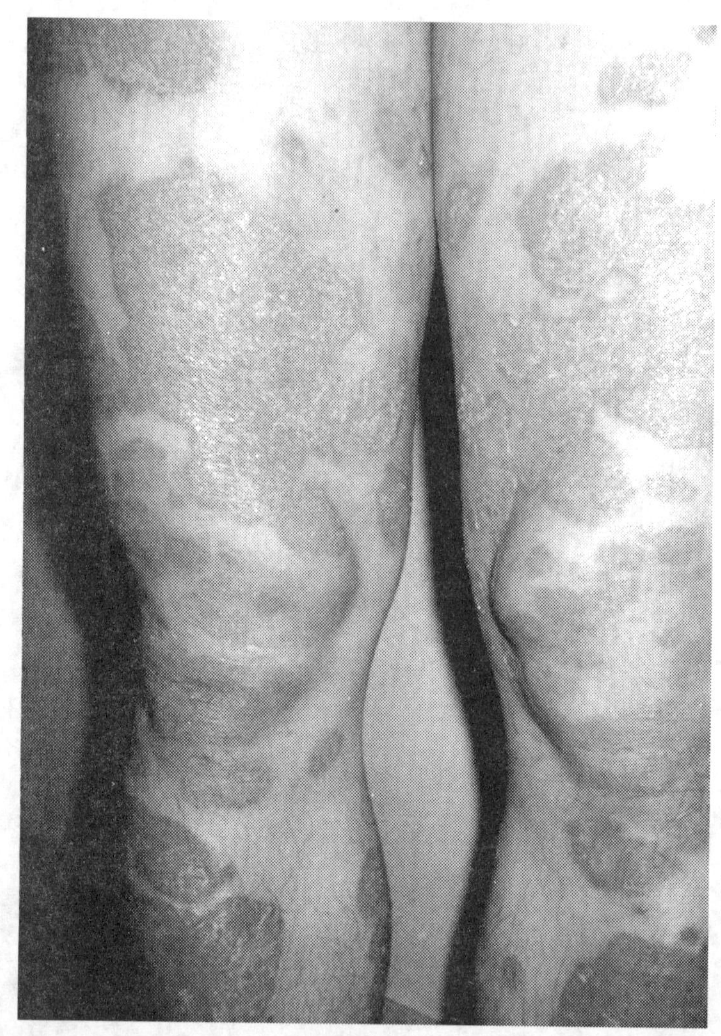

▲ 평편성 건선

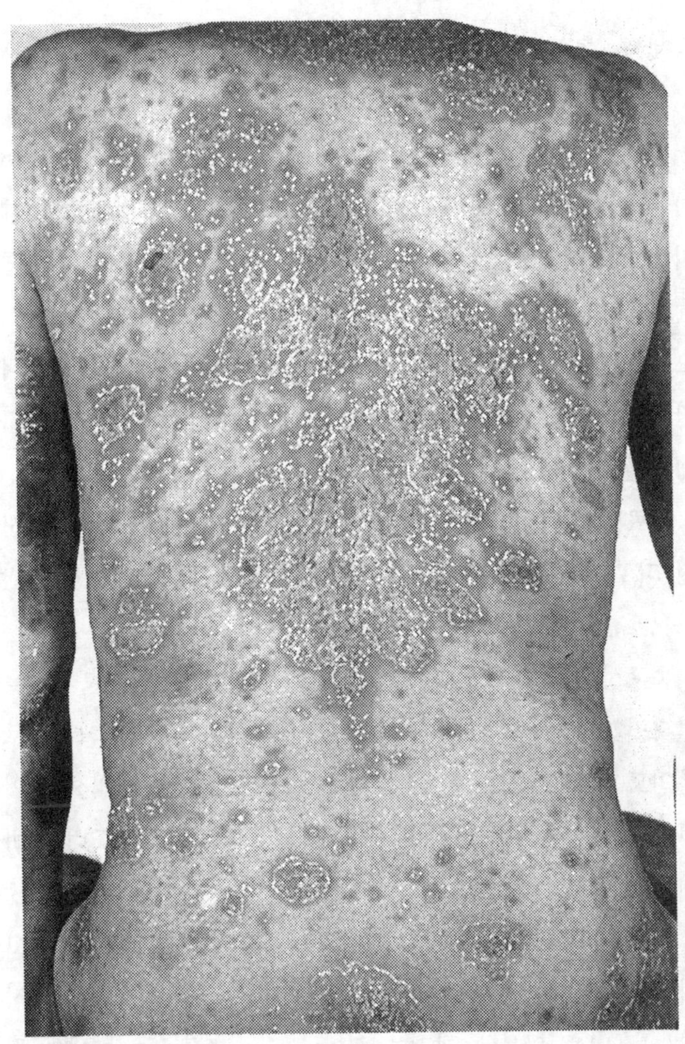

▲ 농포성 건선

셋째, 농포성 건선

　농포성 건선은 표피밑층에 균이 없는 농포가 형성되면서 한번 번지기 시작하면 몸 전체로 번져 손바닥·발바닥을 제외하고 전신적으로 확대되는 특징이 있다.
　화폐성 건선이나 평편성 건선은 얼굴이나 손 등에 부분적으로 나타나나 이 농포성 건선은 얼굴 전체를 감싸듯 번져나간다. 종합병원 피부과에서 건선으로 장기입원시키는 경우가 대부분 이 타입이다.
　치료방법은 약물로 목욕을 시키고 물약이나 연고를 도포시켜 피부를 일시적으로 완화시킨다. 그러나 퇴원하면 곧 재발하므로 입퇴원을 연속하는 환자가 많다.
　농포성 건선환자는 피부가 극도로 예민하여 자외선 치료를 받으면 화상을 쉽게 입어 병변을 더욱 악화시킨다. 그러므로 본인도 자외선 치료를 받지 않아야 하겠지만 담당 의사도 이 타입의 건선환자에게는 절대로 권하지 말기를 부탁드리는 바이다.
　부신피질호르몬제로 치료할 경우 100명이면 90명은 연고나 내복약 부작용으로 피부가 찢어져 영구적으로 지워지지 않는 흉터를 피부에 남기는 일이 있다. 그러므로 농포성 건선환자에게는 부신피질호르몬제 외용액은 물론 내복약이나 주사약도 절대로 사용하지 말기를 환자 본인은 물론 피부 전문의에게 간곡하게 부탁드리는 바이다.

외용약을 바를 경우 병변이 호전되는 것 같으나 1개월 이내에 좁쌀알 같은 것이 다시 돋으면서 넓어지는 동시에 농포가 전신으로 형성되어 나간다.

이 농포성 건선은 내복약이나 연고 등의 부작용으로 인한 피부의 손상만 심각하지 않으면 생약효소로 완전하게 치료된다. 또한 해독 차원에서 체질 개선도 함께 해줄 경우 생활중에 특별한 중병이 들지 않는 한 재발율이 거의 없음을 아울러 말씀드린다.

서울 S대학 피부과에서 Y모 교수가 치료를 포기한 여러 어린 여학생 환자를 본인이 완치시켜 준 적이 여러 번 있다.

처음에는 부모도 믿지 않고 주위에서도 속는다고 말리고 들 했다. 그러나 지푸라기라도 잡고 싶은 부모의 안타까운 심정이 결국 완치될 수 있는가를 수없이 되풀이 확인하고, 또 확인하고 한다. 그래도 믿을 수 없으면 치료된 사람이 있으면 직접 찾아가 피부를 만져 보자고까지 하며 치료된 사람에게 양해를 구하고 대변시켜 준 사실도 있음을 말씀드린다.

4. 건선의 진행

건선의 진행과정은 일정하지가 않다. 그러나 병변의 최초 발생 부위가 일정한 범위 안에 국한되어 있다. 그러므로 이를 치료하기 위하여 부신피질호르몬제를 복용하거나 주사를 놓거나 연고를 바르는 중에 호전 재발 호전 재발하면서 병변의 크기도 커지고 발생 부위가 전신체에 골고루 나타나기도 한다.

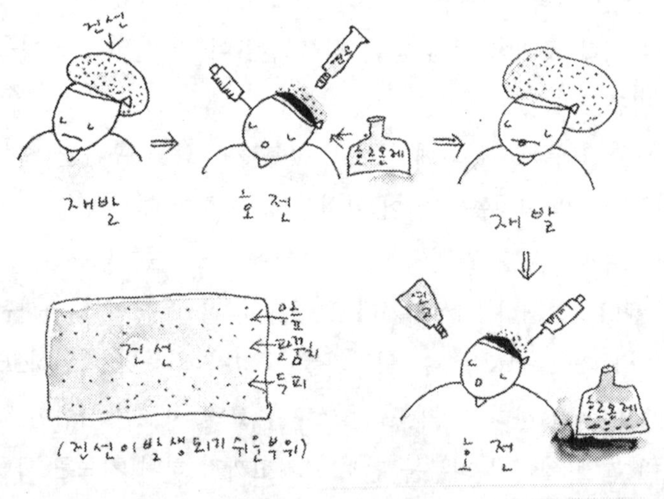

초기의 병변은 대개 두피나 팔꿈치·무릎에서 서서히 나타
나 급속히 진행되며 관절염까지 동반하는 경우가 있다. 이
관절염이 심해져 일어서거나 앉는 것이 매우 불편해지기도
한다.

이와 같은 상황은 각 개인의 체질과 건강에 따라 차이가
있다.

5. 건선의 빈도

건선의 빈도는 전체 인구의 1~2%의 유병율을 보인다고
한다. 남자와 여자의 비율에 있어서는 큰 차이가 없고 최초
발병 나이는 25~30세 전후가 가장 많은 것으로 나와 있다.
그러나 모든 환경과 식생활이 공업화·서구화되어 가고 있기
때문에 요즈음은 건선환자의 수가 크게 늘어나고 있는 동시
에 연령적으로도 하향 추세가 뚜렷한 실정이다.

6. 건선의 체질 개선

건선환자 중에는 간기능 저하성·당뇨병·신장병·위장병 환자 등 기타 난치성 피부질환과 함께 내부 질환을 갖고 있는 경우가 많다.

건선의 발생 동기는 상기 내부적인 질환과는 아무 관련이 없다. 다만 건선이 생기고 이를 치료하는 과정에서 여러가지 약에 의한 부작용으로 난치성 질병이 생긴다. 피부병을 치료하기 위해 독한 약(부신피질호르몬제, DDS) 등을 장기 연용함으로써 약독이 골수에까지 침투하고 건강한 피부의 재생을 방해하고 관절염까지 가져온다. 또한 항생제나 부신피질호르몬제를 경구 투여한 경험이 있는 사람은 반드시 약독을 해독시켜 주어야 하고 간기능을 정상화시켜 주어야 한다. 위벽과 장벽이 얇아진 사람은 염증과 궤양 증세가 나타나므로 끊임없이 건강식 등으로 체질개선을 해주어야 한다. 아울러 부신피질호르몬제의 부작용으로 살이 쪄 당뇨병과 신장질환이 생기기도 하는데, 이 또한 치료를 병행해야만 재발방지에 도움이 된다.

체질개선은 단기간에 해결하려고 하면 실패하므로 짧게는 3개월 길게는 평생 힘들여 해야 한다.

7. 건선의 자외선 치료법

현대의학의 건선 치료방법은 부신피질호르몬제, 주사약, 내복약, 외부연고, 물약도포 등으로 일시적으로 병세를 완화시키는 것이었다. 그러나 오늘날 부신피질호르몬제(스테로이드)의 부작용이 치료 효과보다 더 심각하므로 선진외국에서는 의사의 처방 없이 절대로 사거나 팔 수 없는 약으로 규정해 놓고 있다. 그러나 우리나라에서는 아직까지도 돈만 주면 얼마든지 구할 수 있으므로 이 호르몬제의 남용으로 건선치료가 더욱 힘들어져 가고 있는 실정이다.

그래서 이에 대한 대체방법으로 나온 것이 바로 자외선 요법이다.

여름에 햇볕에 피부를 가볍게 노출시키는 것은 피부건강에 도움이 될 수 있다. 그러나 대부분의 건선환자들이 빨리 치료하고자 하는 욕심에 피부를 과다노출시키고 있는 것이 문제다. 건선 환부는 피부가 아니라 상처이기 때문에 다른 피부와 달리 보호막이 없다. 그래서 화상을 빨리 입을 뿐만 아니라 자외선으로 인하여 피부노화가 촉진된다. 결국 건선치료에 전혀 도움이 되지 않게 되는 것이다.

그래서 유럽 쪽에서는 오히려 자외선을 피부건강의 적이라

단정하고 자외선에 피부를 장시간 노출시키지 말아야 한다는 주장이 제기되고 있는 것이다.

피부를 자외선에 장시간 노출하여 화상을 입음으로써 20~30%의 피부암 원인이 되기 때문에 자외선 치료법 무용론이 나오고 있는 실정이다.

본인의 오랜 임상치료경험으로도 자외선(광선) 치료요법이 건선 완치에 전혀 도움이 되지 않는다고 생각한다. 일시적으로 완화된 듯한 현상이 되풀이 될 때에 피부 노화가 더욱 가속화되므로 피부 재생 시간이 오래 걸려 생약효소로 치료하는데 방해 요소로 작용하는 것이다.

아직까지 본인에게 다녀간 수많은 건선환자 중 자외선요법으로 완치했다는 사람은 보지 못했다. 심리적인 고통과 시간적 물질적 손해만 보았다고 할 뿐이다.

한국의 기후와 일조량만으로도 우리가 살아가는데 필요한 자외선을 충분히 흡수하고 있기 때문에 피부를 자외선에 과다하게 노출시키지 말기를 거듭 당부한다.

8. 건선의 생약효소 사용법

1) 얼굴

첫째, 얼굴은 피부조직이 매우 섬세하다. 그러므로 처음에는 아주 부드럽게 시작해야 한다.

둘째, 1회 바르고 2일 쉬고 하는 과정을 일주일 정도 한다. 그 다음부터 정상적으로 매일 생약효소를 발라준다.

셋째, 부작용은 없으나 피부에 자극이 있을 경우 붓거나 몹시 당기는 경우가 있다. 그러므로 이런 때에는 생약효소 사용을 일단 중지하였다가 며칠 후 다시 사용한다.

넷째, 일주일 후부터는 피부가 안정을 찾으며 표피의 각질이 부슬부슬 일어나며 떨어지고 새로 생기고 등을 되풀이함으로써 치료되기 시작한다.

다섯째, 손으로 각질을 강제로 뜯으면 상처가 생기고 환부가 깊어져 치료기간이 연장되므로 주의한다.

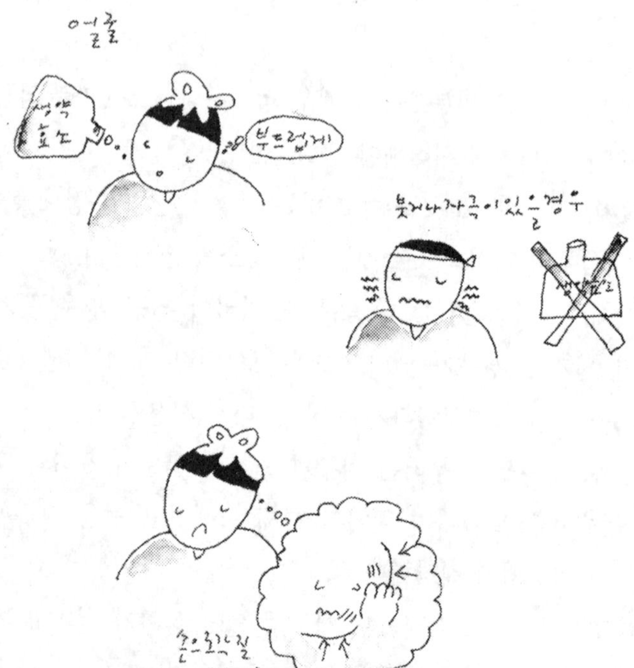

1일 바르고 2일 쉬는 과정 그리기

2) 두피

연고나 물약으로 머리밑층의 건선을 잠재시켰을 경우 생약효소를 바르면 1개월 이내에 전부 재발한다.

첫째, 머리밑층이 안 보일 정도로 각질이 두껍게 앉아 있을 때 머리를 따뜻한 물에 충분히 불린다.

둘째, 머리밑층의 각질을 불린 후 가볍게 손으로 털듯이 각질을 제거한다(손톱이나 빗으로 강제로 긁어내지 말 것).

셋째, 생약효소를 1일 2회 이상 바르면 1개월 이내에 머리밑층이 보인다.

넷째, 머리 부분은 머리털로 인하여 구석구석까지 생약효소가 닿지 않을 수 있으므로 더욱 세심히 발라준다.

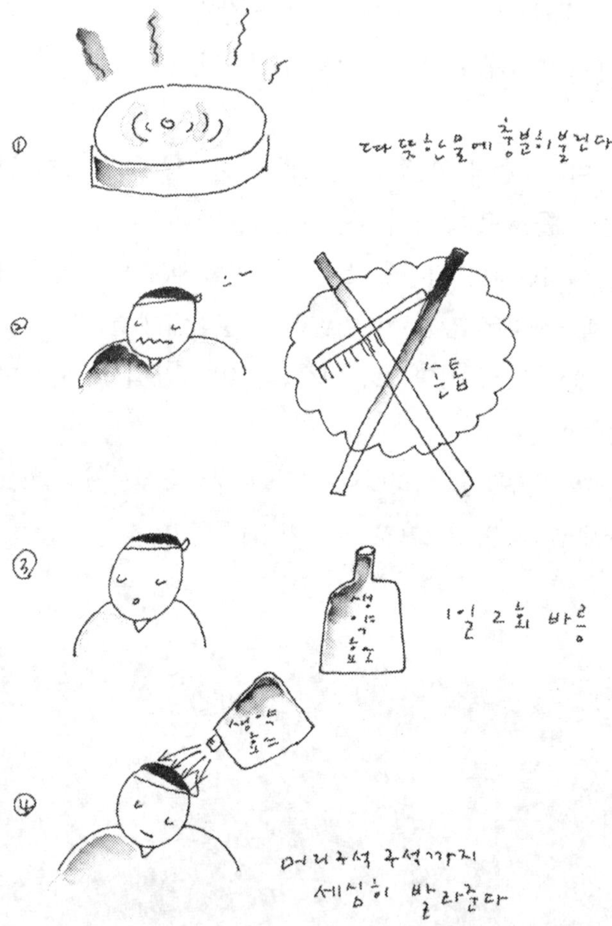

① 따뜻한 물에 충분히 불린다
② 손톱
③ 생약 추출액
1일 2회 바름
④ 머리구석 구석까지
세심히 발라준다

3) 기타

첫째, 환부의 상태에 따라 사용량과 횟수를 조정할 수 있다.

둘째, 처음 일주일은 문지르지 말고 부드럽게 사용한다.

셋째, 차츰 촉촉하게 스며들도록 생약효소를 진하게 사용한다.

넷째, 자극이 있으면 가볍게, 자극이 없으면 솜막대기로 비닐층을 문질러 가면서 사용한다.

다섯째, 목욕은 부드럽게 하되 이태리타월 등은 사용하지 않는다.

여섯째, 피부에 비늘층이 두꺼운 경우 물로 불려서 가볍게 털어내고 나서 생약효소를 촉촉하게 되풀이 사용한다.

일곱째, 연고를 장기간 사용해서 피부조직이 두꺼워졌을 때는 생약효소가 침투하지 못하므로 문질러가면서 사용한다.

여덟째, 환부를 되풀이 해서 발라주어야 표피가 서서히 벗겨지는 과정을 거듭하면서 새로운 표피조직이 형성되기 시작한다.

아홉째, 연고의 부작용 환자는 생약효소의 효과를 보는데 다른 사람의 배의 노력이(6개월 이상) 필요하다.

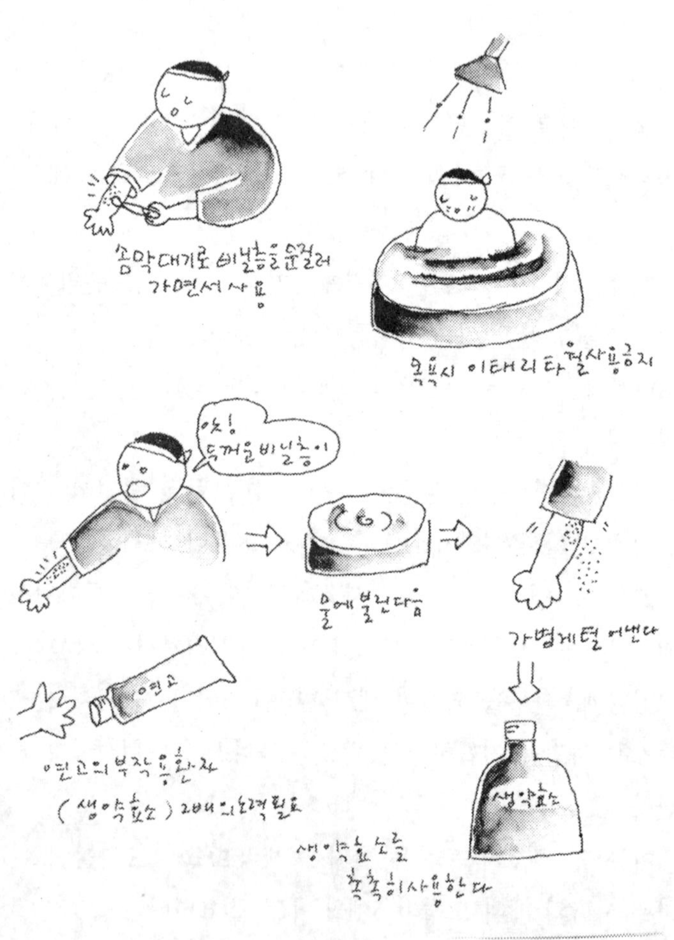
솜막대기로 비닐층을 문질러 가면서 사용
목욕시 이태리타월사용금지
앗! 두꺼운 비닐층이
물에 불린다음
가볍게털어낸다
연고
연고의 부작용환자
(생약효소) 2배의노력필요
생약효소
생약효소를 촉촉히사용한다

9. 건선의 식생활 주의사항

첫째, 음식은 무엇이든 가리지 않고 편안한 마음으로 골고루 먹는다.

둘째, 위궤양이나 위염이 있는 분은 반드시 치료한다(부신피질호르몬제를 복용한 경험이 있는 사람은 위벽이 얇아져 있기 때문이다).

위장치료는 장기적으로 확실하게 해주어야 한다.

셋째, 삼가해야 할 음식은 인삼·커피·술·담배·매운 것 등 위장에 자극을 주는 종류이다. 이것은 재발의 원인이 된다.

넷째, 가급적 감기약은 먹지 않는 것이 좋다. 그러나 부득이 먹어야 할 경우 항생제와 설파제는 첨가하지 않도록 한다(약으로 인한 약두드러기가 날 경우 이것이 건선으로 변할 수 있다).

다섯째, 가벼운 감기는 생강+대추+감초+설탕물 혹은 꿀물을 넣어 수시로 먹는다.

여섯째, 평소에 물을 많이 마시도록 습관화한다.

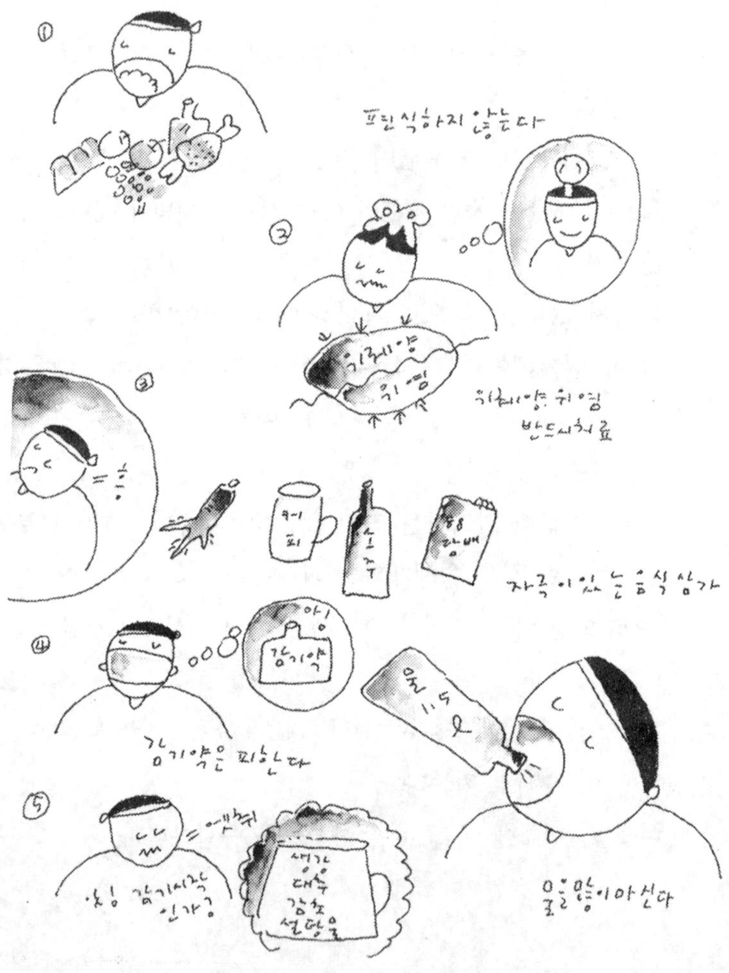

편식하지 않는다
하체양 취염 반드시치료
자극이 있는 음식 삼가
감기약은 피한다
물을 많이 마신다

민간요법

　민간요법으로 위와 장에는 죽염의 장복이 효과적이다.
　해독방법으로는 구기자+생강+대추+감초물을 수시로 3년 이
상 장복하면 해독에 큰 도움이 된다.
　피부건강에는 칼슘이 좋다. 그러므로 소화가 잘되는 칼슘
영양제를 선택하여 장복하여야 한다.

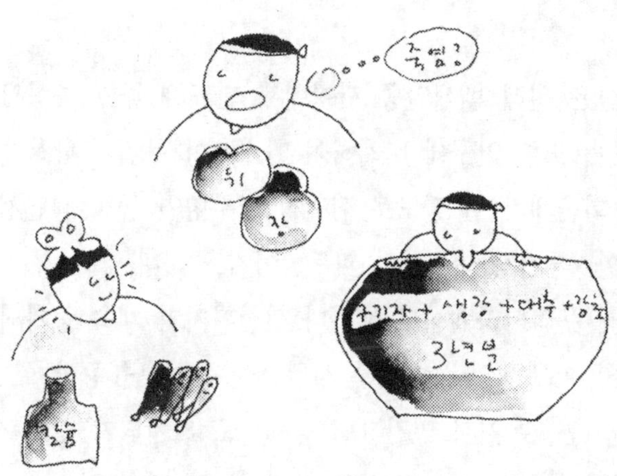

▌건선의 총론▐

　건선은 원래 백색인종 사이에서 빈도가 높고 증상도 매우 심하다. 또한 인구에 비례하여 환자층이 두껍기 때문에 하나의 사회문제가 될 정도로 심각한 피부병인 동시에 난치성 피부질환 중 가장 대표되는 피부병이기도 하다.

　근래 우리나라에서도 해마다 건선환자가 계속 증가되고 있다. 이 피부병으로 수많은 사람들이 수십 년 동안 이 병원, 저 한의원, 온천과 민간요법 등으로도 완치되지 않아 시달리면서 살아가고 있는 것이다. 생명에는 지장이 없으나 외관상 불결하기가 이루 말할 수 없다. 목욕탕에도 갈 수 없고 여름에는 짧은 소매의 옷도 입을 수 없어 그 무더운 여름철에도 외출시에는 긴소매의 옷을 입고 다니지 않을 수 없는 것이다.

대부분의 건선환자들은 처음 건선이 피부나 두피에 가는층과 함께 반점으로 나타났을 때는 대수롭지 않게 생각한다. 그래서 가까운 약국에 가서 연고를 사다가 바르곤 하는 것이다. 그런데 이것이 세월이 지날수록 환부가 넓어진다.

처음에는 약국의 연고로 치료되는 듯하여 신경쓰지 않다가 다시 재발을 거듭할 때쯤 피부과 의원에 찾아가 스테로이드 계통의 부신피질 호르몬제의 주사약이나 내복약 및 두피에 바르는 물로 된 스테로이드 계통의 약물 및 연고들로 당분간 치료하여 일시적으로 개선됨을 보고 마음의 평온을 찾는다.

그러나 다시 재발할 때에는 더 크게 확대되어 재발하므로 놀라고 당황하여 우리나라에서 유명하다는 종합병원 피부과를 찾게 된다.

여기에서 환자들은 현대의학으로는 건선이 확실하게 해결될 수 없는 피부질환이라는 것도 알게 된다.

특효약도 없을 뿐더러 그냥그냥 연고나 발라 외관상 흉하게 보이지나 않도록 노력하면서 건선과 더불어 평생을 같이 동거동락 할 수밖에 없는 것으로 체념하기도 한다.

피부에 건선이 발병함으로써 불편한 것이 한두 가지가 아니다.

아침에 잠자리에서 일어나 이불을 털면 허연 가루가 온 집 안에 확산된다.

부모가 건선환자일 경우 자녀들은 입으로는 말하지 않겠지만 그 비늘가루가 공중에 날리므로 음식에나 들어가지 않을까 염려하여 항상 꺼림칙하게 생각한다고들 한다.

그래서 건선이 심한 환자의 경우 이 방 저 방으로 이동하는 중에도 바지 밑으로 건선 비늘이 떨어져 허연 밀가루 같은 자국을 남긴다고 한다.

결혼한 사람은 남자든 여자든 어느 한쪽이 건선환자일 경우 부부생활에 굉장한 스트레스를 받게 된다.

남자가 건선환자일 경우는 부인이 이해심을 갖고 어떻게든 이 병으로 남편이 위축되지 않도록 조심한다. 방바닥이나 이불을 걸을 경우 허연가루가 떨어져도 더럽고 불결하기는 하나 이해하고 살려고 노력하는 것을 많이 본다.

그러나 부인이 건선환자일 경우는 여자쪽에서 더 스트레스나 심리적으로 위축된다. 이것에 심리적 갈등이 클 경우 여자쪽에서 먼저 이혼을 요구하게 된다.

처음 부인에게 건선이 생겼을 경우 대부분 어느 남자든 이것을 대수롭지 않게 생각한다.

우주선이 달나라에 가고 과학이 극도로 발달된 현대사회에 눈에 보이지 않는 암의 종양도 수술하거나 항암제로 치료되고 있지 않은가.

그런데 전염도 되지 않는 피부병 정도야 약국에서 연고나 사다가 바르면 되겠지 하고 심각하게 생각지 않는다. 처음에는 사랑하는 아내를 위로하다가 점점 세월이 지나면서 작은 약국에서 큰 약국으로, 작은 피부과에서 큰 피부전문 대학병원으로, 일반 진료에서 다시 특진으로 옮겨가다 보면 이것이 평생 피부병이라는 사실을 알게 된다.

이에 당황하여 유명한 의원을 찾게 되고 꼭 완치된다는 말만 믿고 몇십 만원씩 하는 탕제를 권하는 대로 5~6개월 이상 먹는다. 가정형편상 어려워도 한가닥 부푼 희망을 갖는 것이다. 그래서 처음에는 좀 호전되는 듯하여 기쁜 마음으로 더 열심히 먹는다. 그러나 차츰 나아지기는커녕 더 심해져가는 것을 느끼고야 그만둔다.

물에 빠진 사람은 지푸라기도 잡고 싶은 것이다. 이러한 심정은 피부에 관한 한 용하다는 곳은 전국 어디든 가리지 않고 찾아가지만 역시 헛수고만 하게 되는 것이다.

그리고는 어떤 유익한 정보나 조언을 해주어도 불신하게 되며, 결국에는 치료에 대한 정성도 없어지고 자신의 미래조차 체념하게 되는 것이다.

건선환자가 온천이나 민간요법, 건강식품쪽으로 관심을 돌
릴 경우 건선은 이미 환자 본인의 피부에 만성화된 상태로
남아 있는 난치성 피부질환인 것이다.

우리나라의 대표적인 피부질환

피부에 나타나는 각종 질환은 국부에만 국한되어 나타나는 질환과 전신 질환의 일부로 나타나는 피부병 증상까지 포함하여 지금까지 약 1,400여 종으로 피부학계에 알려져 있다.

이 많은 피부질환들은 다양한 원인에 따라 발병 증상이나 경과가 직접적으로 달라지기도 한다. 그러나 그외에 종족의 차이라든지, 지역적인 차이, 연령, 성별, 온도 및 습도, 계절적인 인자 외에도 식생활 습관까지에 의하여 다양한 모양으로 변화되어 나타난다.

따라서 이들 피부질환이 한국인의 체질과 기후 환경하에서 외국인과 전혀 다른 발생 상황을 나타낼 수 있기 때문에 우리나라에서의 피부질환 현황을 파악해두는 것이 진단과 치료 및 예후 판정에 있어서 매우 중요한 의미를 지닌다고 본다.

지금까지 우리나라에서 발생되었던 피부질환에 대해 보고된 통계자료를 종합하여 네 가지로 분류해 보았다.

첫째, 우리나라에서 많이 나타나는 피부 질환
둘째, 계절에 따른 피부 질환
셋째, 성별에 따른 피부 질환
넷째, 연령에 따른 피부 질환

1. 우리나라에서 많이 나타나는 피부질환

여러 자료에서 보고된 바에 의하면 피부 질환의 발생 비율에는 다소 차이가 있긴 하다. 그러나 진균감염증·접촉성 피부염·여드름·두드러기 등이 공통적으로 수위 그룹을 형성하고 있다.

또한 아토피성 피부염과 농피 등도 대부분의 병원에서 높은 빈도를 보이고 있다. 그외에 건선·백납·옴·신경성 피부염·홍반·매독·지루성 피부염·습진·주부습진·무좀 등도 비교적 높은 비율을 차지하고 있다.

진균감염증에는 무좀·완선·어루러기·체무백선·두부백선 등이 있다.

어린이에게서 흔히 볼 수 있는 기계총이라고 하는 피부 질환은 일반적으로 두부백선이라고 불린다. 이것은 생활수준 향상과 위생환경의 개선에 따라 이제는 거의 찾아볼 수 없게 되었다.

무좀이나 완선·어루러기 등은 치료가 용이하면서도 계속해서 재발되는 특성이 있다. 이것은 몸에 꼭 끼는 옷을 입고 양말을 신고 생활하는 시간이 많은 현대인의 생활 방식 때문이며 그 발생 빈도가 상당히 높다.

접촉성 피부염은 물질문명의 발달과 여기에 수반되는 여러 가지 항원에 대한 피부노출의 가능성 때문에 앞으로 계속해서 증가될 가능성이 있다. 특히 화장품 공업의 비약적인 발전 및 많은 종류의 화장품 개발은 화장품을 사용하는 인구의 급증과 더불어 안면(얼굴)에 접촉성 피부질환을 일으킬 가능성을 계속 증가시키리라고 생각된다.

여드름은 얼마 전까지만 해도 청춘의 심볼로서 사춘기가 되면 으레이 나타나는 것으로 간주되었다. 거울을 보고 농포를 손으로 눌러 짜내던 일도 예사롭게 생각했다. 이처럼 대

수롭게 생각지 않고 치료의 필요성을 별로 느끼지 않았던 여
드름은 생활수준의 향상과 더불어 피부미용에 대한 관심이
증가되면서 병원을 찾는 경우가 꽤 많아지고 있다.

한편 최근에는 부신피질호르몬제인 스테로이드제제의 남용
으로 인하여 여드름의 발생이나 혈관 확장 등의 부작용이 자
주 관찰되고 있다. 청춘남녀들에게는 아주 심각한 고민 중의
하나가 되고 있는 것이다.

여드름은 초기에 잘못 치료하면 평생 여드름 흉터를 갖고
살아갈 수밖에 없는 일종의 피부질환이다.

아토피성 피부염은 계속하여 재발하는 소양증과 이에 따른
이차적인 변화가 특징이다.

피부는 일반적으로 건조해서 비늘층이 허옇게 일어나 미관
상 보기가 아주 좋지 않다. 또한 계속되는 재발과 소양증으
로 인하여 유아나 아동의 경우 신경이 극도로 예민해져 소화
기능도 약해진다. 그래서 음식을 골고루 많이 섭취하지 못하
고 편식하고자 하는 고집을 나타낸다.

피부의 가려움증은 어떠한 일에 정신 집중을 못하게 하며,
그러다 보니 만사가 귀찮아지고 짜증스러우며, 무슨 일을 하
든 인내심을 가지고 꾸준히 못하는 것이다.

2. 계절에 따른 피부 질환

아토피성 피부병

아토피성 피부병은 계절적인 변화에 아주 민감하다. 특히 봄·가을이 되면 병원을 찾는 환자의 수가 급증하고, 겨울에는 건조하기 때문에 악화되는 경향이 있다. 주로 열 살 미만의 어린아동에게서 높은 발생 빈도를 보여주고 있다.

건선

건선은 태양광선 중의 자외선과 습도의 영향에 매우 민감하다. 직사광선이 강한 여름철에 현저하게 호전되며, 겨울에는 건조하기 때문에 악화되는 경향이 있다. 건선은 원래 우리나라보다도 유럽 쪽에서 발생 빈도가 높은 난치성 피부질환이다. 특히 백색인종 사이에서 발생 빈도가 높다.

동양인보다 서양인의 피부에 발병할 경우 증상과 범위가 더 심하다. 그것은 현대 과학문명이 발전하면 할수록 공해가 더 심해지며, 모든 식품을 인스턴트화하는 경향이 이를 더욱 부채질하는 것이다. 또한 의약품의(항생제나 설파제계통의 의약품)남용이 환자 발생 빈도를 더욱 높이며, 요즈음은 연령층도 하향추세로 변하고 있다.

백반증

　백반증은 일반적으로 치료가 매우 힘든 질환으로 인식되어
져 있다. 주요 호발 부위가 노출 부위이기 때문에 대부분의
환자가 발병 즉시 곧바로 병원을 찾는다.
　약물요법으로는 치료효과가 높지 않아, 요즈음은 환부를
자외선으로 태워 멜라닌색소 신경을 자극시킴으로써 치료되
는 방법을 많이 쓰고 있다.

옴

　옴은 얼마 전까지만 해도 치료가 힘들었던 질환 중의 하나
다. 그러나 좋은 약품이 개발됨으로써 과거와 같이 2차 감염
까지 동반하는 심한 옴은 없어졌다. 발생 빈도도 현저하게
감소되어 가고 있다.
　그러나 최근에는 편리한 교통과 잦은 공동 숙박시설의 이
용으로 다시 옴이 고개를 들기 시작하는 양상을 보이고 있
다.
　주로 겨울에 발생한다.

세균감증 · 진균감증

온도나 습도 등의 기후 · 환경 변화의 영향을 직접적으로 받는 대표적인 질환이다.

더운 온도나 높은 습도하에서 세균과 진균의 번식이 용이하기 때문이다. 더운 여름이나 추운 겨울에는 기온의 변화가 피부질환에 직접적인 원인으로 작용할 수도 있는데, 강한 태양광선에 노출되어 나타나는 일광화상이나 한냉에 노출되어 나타나는 동상이 그 예라 할 수 있다.

홍색비강진 · 다발성 홍반

홍색비강진과 다발성 홍반은 계절과의 관련이 비교적 명확하면서도 그 기권을 전혀 알 수 없는 질환이다.

홍색비강진은 봄과 가을에 높은 발생 빈도를 보인다.

다발성 홍반은 주로 봄에 초발하나 매년 봄마다 재발하는 양상을 보일 수도 있다.

접촉성 피부염

피부의 노출과 야외활동이 시작되는 봄부터 증가하기 시작한다.

곤충으로 인한 피부염

곤충이 주로 많이 활동하는 여름에 발생 빈도가 높다.

탈모증 · 매독 · 지루성 피부염

특별한 계절적 변화에 따라 발생하지 않고 연중 계속해서 발생한다.

3. 성별에 따른 피부 질환

남자에게 주로 나타나는 피부 질환

옴 · 탈모증 · 진균감염 · 아토피성 피부염 · 농피증 · 매독 등이 있다.

옴이나 매독은 주로 사회적인 활동을 하는 남자에게서 많이 볼 수 있다. 교통의 편리에 따라 빈번한 여행이라든가 사회 진출 등으로 인하여 남성에게서 많이 호발되는 것 같다. 그러나 요즈음은 여성에게서도 종종 나타난다.

진균감염 · 어루러기는 땀을 많이 흘리는 남자의 체간부에서 나타나며, 매년 재발하여 나타날 수 있다.

무좀은 발가락 사이에 나타나는 피부 질환으로서 양말과

구두를 신고 활동하는 시간이 많은 남자에게서 많이 나타난
다.

피부에 나타나는 세균감염은 2차적인 세균감염을 자주 일
으키는 피부 질환이다. 피부 외상의 빈도가 활동적인 남자에
서 많이 나타날 수 있다는 것으로 미루어 보아 역시 남자에
게서 많이 나타난다고 본다.

여자에게 주로 나타나는 피부 질환

여드름은 미용상의 문제로 병원을 찾게 되는 까닭에 주로
여성에게서 볼 수 있다.

그 외에 신경성피부염, 접촉성 피부염, 백반증, 건선 등은
여자에게서 많이 발생되는 피부 질환이다.

4. 연령에 따른 피부 질환

탈모증

탈모증 중에서 남성의 유전성 탈모가 비교적 빨리 나타나
청년기에 이미 이마가 넓어지고 머리 정수리 부분의 머리카
락이 드물어져 피부과를 찾는 사람이 상당히 늘어나고 있다.

원형 탈모증의 원인은 정신적인 스트레스·긴장감·불안
등이다.

아토피성 피부염

열 살 미만의 아동에게서 많이 발생하는 난치성 피부 질환
이다.

신생아나 어린이에게서 나타나는 거의 모든 만성 피부질환
에 대해서 더 명확한 원인이 밝혀지기까지는 아토피성 피부
염으로 간주하는 것이 보통이다. 특히 신생아의 안면부에 나
타나는 습진이 정상의 완화와 악화를 보이면서 만성으로 진
행되는 경우에는 아토피성 피부염 쪽으로 진단해도 큰 무리
가 없겠다.

세균감염

어린아이의 피부는 세균감염에 매우 예민하기 때문에 단체
생활을 하는 아동에게 농가진이 매우 빠른 속도로 번져 나갈
수도 있으며 소수에서는 합병증으로 간염이 동반되는 경우도
있다.

전염성 피부염

전염성 피부염은 매우 쉽게 자가접종을 일으켜 병원에 내원 당시 전신에 산재되어 있는 경우가 대부분이다. 아토피성 피부염을 가진 아이들에게서 더욱 높은 빈도를 보인다.

여드름

여드름은 20대에 가장 높은 발생 빈도를 보인다.

건선 · 진균감염증

건선 환자의 대부분은 40세 이전에 발병한다.

홍반

홍반은 30대 여자에서 가장 많이 발생한다.

표피는 나이가 들면서 위축되고 피부 부속기관의 기능은 현저하게 저하된다. 이러한 피부의 노화에 수반되는 질환들로서는 비교적 자주 관찰되는 것으로서 일광각화증, 지루성 각화증 등이 있으며, 이들은 대부분 소양증을 동반한다.

드물기는 하지만 여러가지 양성 또는 악성종양의 발생 가능성은 노인층에 가까울수록 증가한다.

제 *1* 화

건선 투병기

노원구 임선재

인생을 살다 보변 여러가지의 환난과 역경이 있다. 이 중 한 가지가 사람에게 나타나는 많은 종류의 병들이라고들 한다. 그러나 그 중에서도 내과적인 병이 아니요 외부에서 관찰할 수 있는 피부병은 사람들이 평소에 인식하기로는 무좀이나 습진 정도는 다 경험해 보았기 때문에 약국이나 심하면 피부과나 찾아가 '2~3일 주사맞고 약먹으면 되겠지' 하는 생각들이 대부분이며 나 또한 그런 생각을 했던 사람이다.

그러나 하필이면 나에게 건선이라는 악성피부병이 생겼는지 아무리 곰곰이 생각해도 지금도 이해가 가지 않는다.

피부는 언제나 건강했고 직장생활에서도 대우받으며 남에

게 나쁜소리는 가급적 하지 않고 착하게만 살아왔는데 말이다. 평소에 건강을 위해 등산도 틈틈이 하고 술도 절주하며 담배도 이틀에 한 갑 정도밖에 피우지 않았다.

그러던 어느 날이었다.

평소와 같이 대중목욕탕에서 목욕을 하고 수건으로 몸을 닦는데 배 중앙 부위에 콩알 만한 반점이 두서너 개 있었다.

'도대체 이것이 뭐지?' 하고 나는 가까운 약국에 가서 PM 무좀약을 사다 발랐다. 며칠 후 껍질만 싹 까지고 빨간 반점들은 그대로 있었다. 이렇게 일주일 정도 해보았다. 그러나 아무 효과가 없고 가슴 부위에도 양쪽에 두 군데 더 생겨 있었다.

마침내 약국에 가서 그 부위를 보이고는 연고를 달라고 했다. 약사는 도장부스럼 같다며 대수롭지 않게 말했다. 연고를 바르니 조금 좋아지는 것 같기도 하였으나 역시 말끔히 없어지지는 않았다. 그리고 또 다시 다른 부위에서 이런 증상이 나타났다.

이렇게 약 4년을 건선에 시달리게 되었다.

나이 40대 중반에 안정된 직장도 팽개치고 오직 피부병에만 매달려 고민도 했다.

결국 그 동안 모아두었던 저축도 투병 생활에 모두 없애버리고 말았다.

　병원 피부과에서 주사맞고 약도 먹고 연고도 발라 처음 한 달은 거의 완치되었을 정도로 깨끗해졌다. 그러나 기쁨도 잠시뿐 약을 끊은 지 15일 후부터였다. 예전부터 머리밑에 비듬이 많긴 했으나 이제는 그 정도가 아니라 머리밑은 더덕지가 두껍게 앉았고 팔·다리·등·배·엉덩이 등 어느 한 곳도 깨끗한 곳이 없었다. 몹시 당황한 나는 서울에 있는 모 대학 피부과 과장이 용하다고 하여 찾아가 특진을 받아 말씀을 들어 보았다.

　현대의학으로는 완치시킬 수 있는 약이 없을 뿐만 아니라 부신피질 호르몬제가 있기는 하나 이것은 부작용이 있다는 것이었다. 그 부작용이란 건강에 치명적인 손상이 올 수도 있으나 생명에는 지장이 없다고 했다.

　건선이란 남에게 전염되지 않는 피부병이니 불편한 대로 얼굴·팔 정도에 연고나 바르시고 이 하얀가루를 목욕할 때 적당히 섞어서 하면 각질이 떨어진다는 것이었다. 그리고 일주일에 한 번씩 자외선이나 쬐러 오라고 했다. 그외 별다른 방법이 없으며 운이 있으시면 자연치료도 될 것이고 운이 없으면 평생 가지고 살 수밖에 없다고 설명해 주었다.

　이 말씀에 나는 현대의학의 한계를 느끼고, 그후 유명한 의원을 찾아가 보기도 하고, 민간요법·온천목욕·약수탕에서 1개월 이상 휴양 등 직장까지 그만두고 퇴직금으로 치료에 온 정성을 기울였다. 그러나 정성은 아랑곳없이 피부는 오히려 더 심해져 내가 보기에도 흉해 보였다.

그런데 살을 맞대고 사는 아내도 사람인지라 짜증도 나고 염려도 되고 앞으로 이 일을 어찌할꼬 하고 걱정도 되었겠지만, 아내는 내색 한번 하지 않고 자고 일어나면 언제나 방바닥에 펄펄 날리는 가루를 걸레질하곤 했다.

아이들이 더럽다고 소견머리 없이 생각나는 대로 지껄이면 혼을 내기까지 하였다.

나의 부모님도 나의 이 건선피부병을 치료해 주기 위해 피부병에 무엇이 좋다더라, 어디가 용하다더라, 무엇을 먹으니 나았다더라, 무엇을 바르면 된다더라 하고 세상에 있는 피부병에 관한 정보라면 다 듣고 오셔서 일러주셨다.

내가 내 피부병을 들여다보고 연구하고 들은 풍월이 웬만한 의사의 상식 수준까지 이르른지라 고마운 마음이야 말할 수 없었지만 이러한 얘기도 자꾸 들으니 귀찮은 생각이 들곤 했다.

낮에는 항상 피로가 겹치는지라 자연히 집에서 누워 있는 시간이 많아져 갔다. 그리고 어둠이 찾아오면 그때서야 밖으로 나가 포장마차에서 소주 한 병씩 비우는 것이 나의 유일한 낙이 되었다.

희망도 포부도 건강할 때의 일이지 내 몸이 망가졌는데 세상이 바뀐다 한들 나와 무슨 연관이 있으며 삶과 죽음도 그렇게 중요하지 않다는 의욕상실증에 빠지고 말았다.

그 동안 나환자촌 DDS도 먹어 보았고 민간요법인들 왜 해 보지 않았겠는가? 또한 한약은 얼마나 먹었는지…….

그러던 어느 날 집에서 낮잠을 자는데 혼자 교회에 다녀온 나의 아내가 다짜고짜로 말했다.

"여보, 같이 가볼 데가 있어요."

"왜 그러는지 자초지종을 알아 듣게 말해 보오."

"우연하게 들은 얘기인데요, 여의도 S장로교회 명 장로님이 그러시는데 어느 곳에 가서 생약효소를 구해다 바르면 아무리 심한 건선이라도 치료가 된대요. 그러니 한번 가서 얘기나 들어봅시다."

이제는 돌아가신 나의 할아버지가 찾아오셔서 얘기해도 믿지 않겠다고 결심한 지 이미 오래되지 않았는가!

그런데 또다시 나의 피부병으로 인하여 아내에게 경제적인 부담을 주고 싶지 않은 마음이라 단호하게 거절하였다. 그러나 아내는 꼭 한번만 가서 얘기나 들어보자며 사흘이나 애원

하는 것이 아닌가! 아내의 정성에 못내 승낙은 하였으나 기대는 전혀 하지 않았다.

명 장로님 자택을 수소문하여 전화를 하고 나니 확실한 믿음이 생기게 되었다.

마침내 생약효소연구원 원장님을 찾게 되었고 한방원장님의 말씀에 반신반의 하면서도 명 장로님의 인품을 믿고 치료를 시작하게 되었다.

생약효소를 사용한 지 1년이 되자, 그렇게도 가고 싶었던 대중목욕탕에도 들어가 보고 친구하고 어울려 사우나도 마음껏 하게 되었다.

내가 다시 깨끗해진 나의 피부를 들여다볼 때마다 하나님께 감사드린다.

모대학 피부과 과장님이 "당신이 운이 있으면 낫는다"라고 하던 말씀이 과연 명언이라 생각되었다.

그후 세월이 흘러 이제 내 나이 50대 초반이라 자그마한 농장을 운영하고 있다. 더욱 열심히 남은 여생을 살아야 되겠다고 결심하는 동시에 아직도 현대의학으로는 건선 피부병이 완치되지 않는다는 얘기에 답답함을 느낀다.

치료도 중요하지만 생기는 것 자체를 예방하는 방법은 없을까 하고 궁리해 보기도 한다.

아무쪼록 간단하게 적은 나의 투병기가 많은 사람에게 거
짓이 아닌 참 믿음으로 받아들여지기를 바란다.

제 2 화
건선 투병기

동대문구 휘경동 김나영

1990년, 당시 나는 서른 살의 노처녀로서 여종업원 2명을 데리고 카페를 운영하면서 그런대로 괜찮은 수입에 만족하면서 지내고 있었다.

어느 날 다리 종아리에 토큰 크기 정도의 반점을 발견하였다. 나는 별로 대수롭지 않게 생각하고는 약국에서 연고를 사서 발랐었다. 그런데 거무스레한 흉터만 남고 없어지는 것이 아닌가. 그러려니 했다.

그리고 얼마 후 머리를 자주 감는데도 이상하게 머리 비듬이 많이 나왔다. 그러더니 이것이 점점 두꺼워지는 듯하고 다리에 있던 반점이 팔에도 한두 군데씩 나오기 시작하므로 이래서는 안되겠다 싶어 위생병원 피부과를 찾아갔다. 의사 선생님은 "건선이네요" 하고 말씀하셨다.

"선생님, 치료해주세요."

"이 피부병은 특효약이 없을 뿐더러 완치가 안되니 약국에 가서 연고나 타가지고 가세요."

나로서는 도저히 이해할 수 없는 대답이었다.

"아니, 이 병이 왜 안 낫는다는 거예요?"

"예, 잘 안 낫는 피부병입니다."

나는 이 사실에 순순히 따를 수 없었다. 현대 문명의 발달을 생각하면 분명 뭔가에 홀린 듯했다.

며칠 후 다시 이화여대 부속병원의 피부과에 가서 진찰을 받았다.

"건선이네요."

너무도 어이없는 대답이었다. 완치를 위한 노력이나 치료 방법조차 일러주지 않았다. 그저 위생병원에서와 같이 일주일에 한 번씩 자외선을 쪼이고 환부에 연고나 바르라는 것이었다. 나는 이때서야 비로소 좀 곤란한 피부병에 걸렸음을 짐작할 수 있었다. 완치된다는 확신도 없이 몇 년이나 이런 상태로 있어야 할지, 아니면 더이상 번지지 않는 것만으로도 만족해야 할지 그 누구도 알 수 없는 이 병과 무작정 싸워야 한다니!

그렇다고 해서 그 상태로 모든 것을 포기할 수는 없었다.

어느 날 종로의 모약국이 피부약을 잘 짓는다고 하여 찾아갔다. 그러자 약사는 이렇게 위안해 주었다.

"아무 염려 하지 말고 3개월만 잡수시면 됩니다."

나는 금방이라도 나을 것 같은 기분이 되어 경쾌한 발걸음으로 집에 돌아와 약을 먹었다. 처음에는 놀랄 정도로 말짱해졌다. 그러나 얼마 후 소화장애가 오고 얼굴이 붓는 듯했다. 그래서 혹시 약 때문이 아닐까 해서 약을 끊었다. 그러나 10일쯤 후부터는 좁쌀알 같은 작은 반점이 솟았다. 그리고는 이것이 점점 커지면서 옆에 있는 환부와 합쳐져 진행되었다. 나는 너무 놀라 정신이 없었다.

술집을 하면서 주인마담이 피부병이 있어 피부 표면이 덕지덕지 하면 그것이 소문이 나 이제는 영업이고 뭐고 다 끝이구나 하는 생각만 들었다.

그러나 그렇다고 해서 나의 인생까지 포기할 수는 없었다. 이제는 영업을 안 해도 좋고 돈을 안 벌어도 좋으니 이 피부병만 고치는 것이 소원이 되어 버렸다.

나의 아버지는 일찍 돌아가시고 어머니는 개가했으나 두번째 의부도 연세가 많아 돌아가셨으므로 어머니는 가까운 곳에 방을 얻어 배 다른 동생과 살고 계셨다. 이러한 어머니가 마음으로나마 의지하던 곳은 이 딸인지라 어머니는 어떻게 해서든 딸의 병을 고쳐주기 위해 무척 애를 쓰셨다.

누군가 피부병에 대한 얘기만 하면 귀를 곤추세워 듣고는 일러주시곤 하였다. 그래서 유명하다는 종합병원 피부과 특진도 받아보았고, 조직검사를 하자고 하여 피부조직도 떼어주어 보았으며, 한약도 먹어보는 등 할 짓은 무엇이든 다 해 보았다.

결국 죽는 일만이 완치되는 방법이라고 생각되었다.

그런데 어느 날 외출하고 돌아오시던 어머니가 다짜고짜로 나하고 같이 가볼 데가 있다며 내 손을 잡아 끄는 것이 아닌가.

"너무 심심해서 며칠 전부터 너도 모르게 식당에서 그릇을 닦아주는데 어느 손님이 자기들끼리 피부병이 어쩌구 저쩌구 하지 않겠니? 그래서 알아보고 속는 셈치고 한 번 가보고 싶었단다."

마침내 그들이 말한대로 마지막으로 한의원의 선생님을 꼭 찾아가보자는 것이었다.

내키지 않는 발걸음이었으나 어머니의 간곡한 부탁에 그만 따라 나서기로 했다.

첫눈에 들어온 선생님은 보기에는 별로 용할 것 같지도 않고, 크게 유명한 것 같지도 않아 얘기하는 것에 관심도 없을 뿐만 아니라 눈도 바로 주지 않았다. 그런데 어머니가 생약효소를 한 병 사는 것이 아닌가.

이왕 돈을 주고 산 것이니 어떻든 한 번은 발라보아야 할 것 같았다. 밤에 목욕을 하고 발랐는데 성질을 내고 짜증을 내며 발라서 그런지 다음날 자고 일어나 보니 더 붉어지고 더 심해져 있었다.

어머니를 원망하고는 생약을 던져버릴까 하다가 혹시 이것이 심해지다가 좋아지는 것이 아닐까 하는 생각이 불현듯 떠올랐다. 그래서 일주일째 바르니 이때까지 연고로 잠재웠던 환부까지 다 올라와 도저히 나의 피부이지만 내가 볼 수 없을 정도로 되어버려 있었다. 이것 틀렸구나, 속았구나, 한번 따져보기나 해야 되겠다 하면서 원장선생님을 만나러 갔다.

"그래서 이것이 좋은 거예요. 이렇게 되는 것이 정상적인 치료과정입니다. 그래요! 이것이 정상이에요."

"그렇다면 언제까지 이래야 되는 거예요?"

"1~2개월만 참으면요. 그 다음부터는 눈으로 좋아지는 것을 볼 수 있을 거예요. 나을 바에야 이렇게 한번에 전부 심해지는 것이 고생을 덜 하므로 잘되었습니다."

치료중에도 이것이 과연 되겠느냐 하는 의문이 불쑥불쑥 고개를 들곤 했다. 그러나 나을 운이 있어서 그러했는지 원장선생에 대한 인간적인 신뢰감이 생겨서인지 효소를 사러갈 때마다 하시는 선생님의 말씀에 귀를 기울이게 되었다.

"이게 낫는 거예요."

다리를 보면 환부가 차츰차츰 좋아지기 시작하니 효소바르는 게 그렇게 좋을 수 없었다. 6개월 정도되니까 그런대로 흉하지 않게 되었고 1년 만에 대중목욕탕에 들어갔을 때에는 가슴이 뭉클하고 감격스럽기까지 했다. 다시 대중목욕탕에 갈 수 있을까 했던 것이 이렇게 마음놓고 욕탕 안을 활개칠 수 있으니 말이다. 이 병을 심하게 앓아보지 않은 사람은 모르리라.

원장선생님의 고마움은 평생 잊을 수 없을 것 같다. 이제 늦게나마 시집도 가고 하던 사업도 불편함 없이 계속하고 있다.

제 5 장

난치성 피부병—아토피(Atopy, 태열)

아토피(Atopy, 태열)

1. 개요

태열은 일반적으로 알레르기성 체질을 가진 사람에게 발생하며, 심한 소양증을 동반하고 몇 가지의 만성습진 양상을 보이는 난치성 피부질환이다.

대체적으로 신생아 때부터 나타나기 시작하여 성장해가면서 병변의 모양이 달라진다. 성장기 후에도 계속 이어지며, 현대의학으로는 완치를 약속할 수 없는 재발성이 아주 높은 난해한 피부병 중의 하나이다.

2. 아토피의 원인

태열은 동양인보다 서양인들에게 더 많으며 북유럽 쪽에서는 인구의 5％를 차지할 정도로 높은 발생빈도를 보인다. 우리나라도 전체 인구의 1～3％ 정도로 환자의 수가 점점 증가하고 있다. 신생아의 경우 70％는 초기에 자연 치료되기도 하나 나머지 30% 정도의 환자는 평생 태열증세로 고생하며, 노인이 되면 노인성소양증으로 변하는 경우도 있다.

이들 중 약 30％가 선천성 기관지천식, 알레르기성 비염 등과 동반되어 있거나 알레르기성 질환에 대한 예민한 체질이 우성 유전양상을 보인다고 사료된다. 최근에는 여러가지 복합적이고 체질적인 것이 관련된다고 생각되기도 한다.

태열의 병적 요인에 대해서 크게 세 가지 학설이 제시되고 있다.

첫째, 여러가지 약물에 대해서 피부가 보통과 상이한 반응을 나타내는 것으로 미루어 자율신경계의 부교감신경에 선천적 이상이 있을 것으로 생각하는 사람들이 있다.

둘째, 태열환자의 일부분은 기관지 천식과 알레르기성 비염 등 알레르기성 질환과 관련되어 나타나는데 여러가지 물

질에 대한 알레르기 반응이 태열과 관련이 있지 않나 생각한
다.

셋째, 여러가지 요인에 의해서 야기된 해결되지 못한 신경
증이 비정상적으로 피부의 소양증을 유발시키는 것으로 생각
하는 사람들도 있다.

3. 아토피의 증상과 진단

태열의 피부 변화는 소양증으로 나타난 피부의 변화가 가
장 큰 비중을 차지한다. 대부분의 병변이 문지르고 긁어서
나타나는 태선화된 모양이다. 심한 경우에는 진물이 나고 피
가 나도록 긁어 염증까지 유발시키는 피부의 열상을 초래할
수도 있다. 2차적인 세균감염이 동반될 수도 있고 연령에 따
라 증상의 변화가 단계적으로 나타나기도 한다. 그러한 변화
를 일반적으로 크게 세 단계로 구분하고 있다.

1) 유아기

유아기의 피부증상은 대부분 습진의 양상을 띠우게 된다.
생후 2개월부터 2년 사이 유아의 양볼에 좁쌀알 같은 홍반이
나타나기 시작하여 작은 수포가 형성되면서 극심한 가려움증
과 함께 황색의 가피가 되어 몸통이나 이마·목 등 피부가
연약하고 부드러운 곳에 급속하게 퍼져나간다.

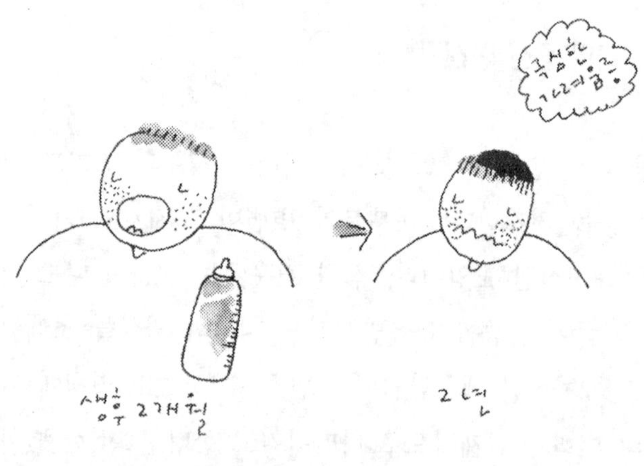

2) 아동기

아동기에는 유아기와 동일한 호발 부위에 나타난다. 특히
팔안쪽, 다리안쪽, 허벅지안쪽, 대퇴부, 목주위, 눈주위, 귀
주위 입술 등 인설과 더불어 나타나며 재발을 되풀이함으로
써 상태가 태선화된다. 밤 사이 손톱으로 긁어 2차 감염이
동반되는 경우도 종종 있다.

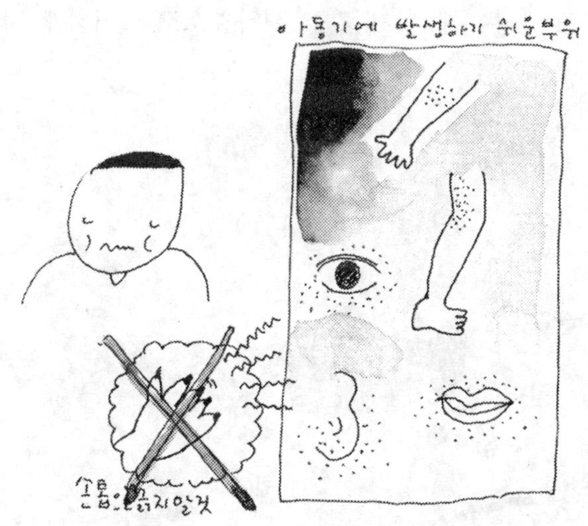

3) 성인기

성인이 되면서 홍반을 동반한 구진이나 태선화된 모양으로
나타난다. 피부는 전반적으로 건조하고 두꺼워지는 경향이
있다.

특히 주부습진 등의 피부염이 태열의 경험이 있는 사람에
게 잘 나타난다.

남자의 경우 두피에 태열이 있을 경우 조기에 대머리가 될
수 있으므로 소홀하게 두지 말고 생약효소로 철저하게 치료
하기를 바란다.

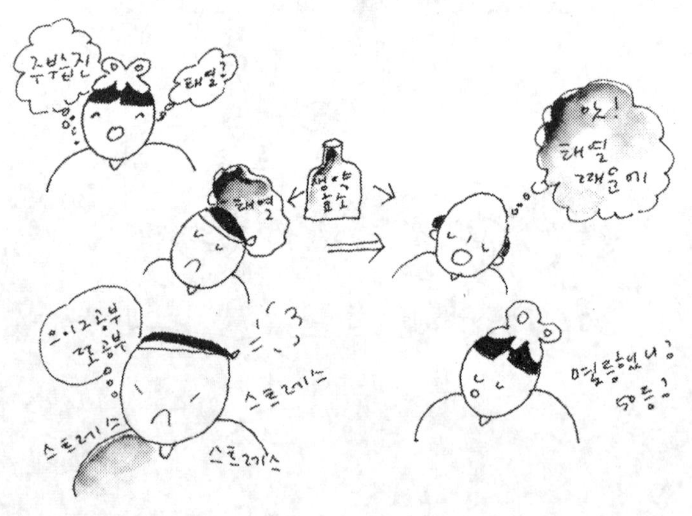

이러한 아토피 피부염을 가진 환자는 온도와 습도의 변화에 대단히 민감하여 건조한 겨울이나 습한 여름에 심한 소양증을 동반한 병변의 악화를 보여준다.

정서적으로 불안정하거나 심한 스트레스(어린학생은 공부에 대한 심리적인 강박감) 하에서 환부가 악화될 수 있다.

일반적으로 피부 신경이 극도로 예민하기 때문에 어떤 종류의 화학적 · 심리적인 자극도 심한 소양증 및 신경성 자극을 가져올 수 있다.

4. 아토피의 현대의학 치료

현대의학에서는 아직 아토피 피부염의 원인 규명이나 병리 기원도 확실하게 알려지지 않은 상태이다. 그러므로 대중요법과 예방법 등에 의존할 수밖에 없다.

치료라기보다는 병변을 악화시키는 요인을 제거하고 조절하여 염증을 감소시키고 가장 주된 증상인 소양증을 제거함으로써 이에 따른 여러가지 알레르기 증상을 임시로 막아준다. 그래서 우선 불편함 없이 생활할 수 있도록 도와주는 방법으로 한정되어 있다.

5. 아토피 피부염이란

아토피 피부염은 사람의 체질과 환경과 직업에 따라 여러 모양으로 나타난다. 현재 시행중인 치료방법 여하에 따라 병변의 모양이 변하고 피부의 조직이 변하며, 완화보다는 더 난치화가 되어 찾아오는 사람이 대부분이다. 그러므로 어느 하나를 기준해서 말할 수는 없으나 수많은 유아와 아동을 치료하면서 느꼈던 것은 아토피 환자가 점차 증가한다는 사실과 이러한 현상이 현대인의 식생활 습관(가임할 수 있는 여성을 말함)과도 밀접한 관계가 있다는 점이다.

아토피 피부염의 발병에 대해서 학자마다 자기의 학설이 최고인 양 주장하지만 어느 것 하나 분명하게 증명된 것은 없고 대중적으로 그러하지 않겠느냐 하는 것이 학설의 전부다. 옛말에 태열은 모태에서 갖고 나오기 때문에 배내속 피부병 환자로 태의 열, 그래서 태열이라고 부르게 된 것이다.

본인의 오랜 임상경험으로 볼 때, 아토피 피부염은 모태에서부터 증상을 갖고 태어나는 경우가 대부분이다. 이러한 증상은 배내속 태아가 모체의 양수에 장기간 둘러싸여 있는 중에 일어나는 피부습진화된 증상이다.

비염은 양수에 의한 코점막의 습진이며 선천성 기관지 천식은 양수에 의한 기관지 습진화 및 신경성 반응이다.

아토피 아동의 70%가 신경이 예민하고 일에 대해 끈기가 없으며 정신이 산만하고 대장신경이 약하여 신경성 뱃병을 나타낸다. 음식은 편식하고 까다로움이 있다. 이는 타고난 성품과 체질과도 연관이 있겠지만, 아토피로 인하여 고통을 받는 중에 성격이 예민해지고 신경질적으로 변화된 것으로 생각된다.

가급적 아토피 피부염은 하루라도 빨리 치료해 주는 것이 육체적·정신적으로 건강한 자녀로 성장하는데 도움이 된다.

6. 아토피 피부염과 음식물

과거의 식생활은 음식의 종류가 다양하지 않고 공해가 없는 섬유질 위주였다. 그래서 피부가 건강하고 모체의 양수가 약알칼리 혹은 중성을 띄우므로 태아의 피부가 습진화되는 경우가 드물었다. 그러나 오늘날 식생활이 점점 서구화되면서 섬유질보다는 단백질·지방질 위주의 식습관과 방부제가 첨가된 인스턴트 식품·술·커피·담배 등 기호식품의 섭취로 오염된 모체에서 새로 태어나는 신생아의 피부는 약해졌

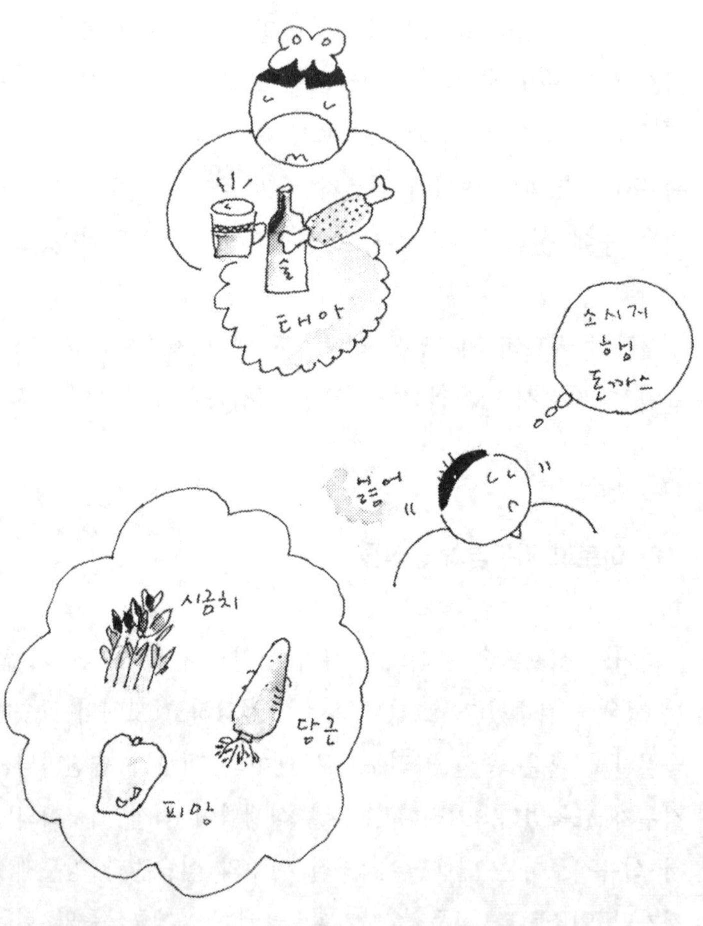

술
태아
소시지
햄
돈까스
볶음
시금치
당근
피망

다. 더러는 피부의 습진화로 인한 아토피 증상이 자연소멸되는 경우도 있지만 대부분 유년기와 성장기에 나타나는 것 같다.

아토피 피부염을 가진 아동의 부모님에게 부탁드리고 싶은 말은 음식은 가리지 말고 자녀가 먹고자 하는 것은 무엇이든 골고루 먹게 하라는 것이다.

자녀가 장신경이 회복되지 않아 때로는 알레르기 반응이나 두드러기가 일어날 수도 있다. 그러나 이때는 장신경을 치료하여 튼튼하게 해주면 이러한 증상도 없어진다. 그러므로 격정하지 말고 마음껏 먹고 마음껏 뛰놀아 음식을 가려먹어 성장이 다른 아이보다 처지지 않도록 해주기를 부탁드린다.

아토피 피부염은 특별히 음식을 가리지 않아도 얼마든지 완치된다는 사실을 기억하기 바란다.

오래 전 서독에서 소문을 듣고 찾아온 아토피 피부염 환자인 열두 살 소녀를 치료해준 일이 있다.

그런데 그 아이는 다른 아이에 비해서 키도 작고 체력도 약했다. 그 이유를 물었다.

"유명병원에서 음식알레르기 검사를 받아 먹을 것과 먹지 않을 것을 구별하여 음식을 섭취하다 보니 영양이 고르게 섭취되지 않아서 그렇게 되었습니다."

나는 이 대답에 아연실색할 수밖에 없었다. 너무도 큰 충격을 받았다.

현대의술이나 약품으로는 이 아토피 피부염을 완치시키지 못하다 보니 전부 피부알레르기라고 원인을 덮어 씌운다.

그래서 음식을 제한하는데 세계 최고라는 서독 피부병원에서의 처방이 이 정도 수준인가 하고 새삼 놀랐다.

이러한 사실을 안 나는 그 어린이(이름 이사벨)에게 무엇이 먹고 싶은지 무엇이든 말하라고 했다.

그러자 그 어린이는 아이스크림과 초콜릿을 먹고 싶다고 했다. 서독 피부병원에서 먹지 말라고 당부한 것을 먹어도 되느냐는 이사벨 어머니의 근심어린 질문이 있었다.

나는 아토피 치료만은 나의 독특한 처방으로 하고 있으니 걱정하지 말라고 안심시켰다. 그리고는 이내 가까운 슈퍼에서 아이스크림과 초콜릿을 제일 큰것으로 사다 먹게 했다.

그 어린이가 어찌나 좋아하던지 지금도 기억에 생생하다.

1개월 간 롯데호텔에 투숙하고 있으면서 치료를 받아 돌아갔다. 그후 가져간 생약효소로 더욱 완치되어 이제는 키도 정상적으로 자라 훌륭한 숙녀가 되었다는 사실을 전해들었다. (1990. 5. 5日字《조선일보》에 기사화되었음)

7. 아토피의 생약효소 완치법

아토피 피부염은 난치병도 아니고 불치병도 아니다.

아토피 피부염을 생약효소액으로 치료할 경우 연고(부신피질호르몬제)에 의한 부작용만 없으면 어떤 피부병보다도 쉽게 치료될 수 있다.

부분적으로 (연고로 인하여 피부가 두꺼워진 자리) 오래 가는 곳도 있으나 병세의 70~80%는 6개월 이내에 호전된다. 치료 후에도 간혹 부분적으로 약간의 가려운 증세가 나타날 수도 있다. 그러나 이는 10% 미만의 아동에게서 나타나는 신경성 증세이므로 큰 문제가 되지 않으며 생약효소를 꾸준히 발라줄 경우 그 증세가 쉽게 없어진다.

부신피질호르몬제가 처음 발명되었을 때 피부학계에서는 기적의약 또는 만병통치약으로 불려져 폭넓게 사용되어 왔다. 그러나 오늘날 치료효과보다도 더 심각한 부작용 때문에 유럽 및 미국 등지에서는 의사의 처방 없이는 팔 수도 살 수도 없는 약으로 규정해 놓고 있다.

아토피 피부염을 치료하면서 피부의 재생 속도가 가장 느린 곳은 부신피질호르몬제로 인하여 부작용이 난 피부이다. 조직이 경화되어 있기 때문에 피부가 새로이 재생되는 속도가 너무나 더디다.

생약효소로 치료할 때 이 부분의 회복이 가장 어려우며, 부신피질호르몬제가 얼마나 무서운 약인가를 실감케 해준다.

8. 아토피의 생약효소 사용법

첫째, 하루 1~2회가 기본이다.

둘째, 얼굴에 아토피 피부염이 있는 경우 처음 1회 바르고 2일 쉬고, 다시 1회 바르고 2일 쉬는 방법으로 3번 반복한 후에 조심스럽게 계속 사용한다.

자극이 있거나 당기면 사용을 중단하고 자극이 없으면 계속 촉촉하게 사용한다.

아토피 피부염은 환부가 피부가 아닌 상처이므로 자극을 주지 말고 부드럽게 촉촉하게 발라준다.

셋째, 목욕할 때는 아무 비누나 사용해도 무방하다.

따뜻한 물에 스펀지 등으로 부드럽게 샤워한 후 생약효소를 촉촉하게 발라주고 상처난 곳은 두드리듯 발라주면 효과적이다.

넷째, 비염이나 천식이 있을 경우 이것의 치료도 함께 해

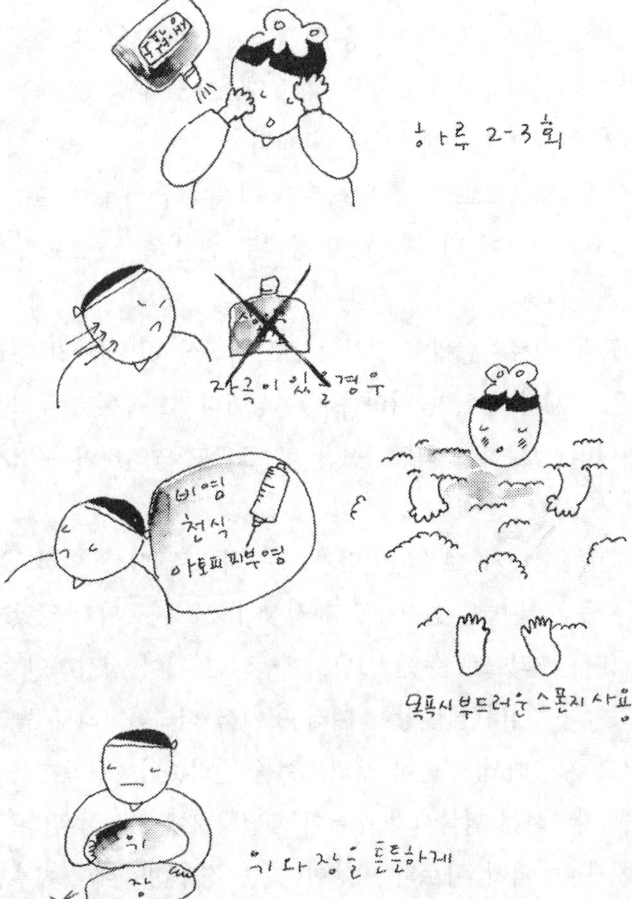

하루 2-3회
자극이 있을 경우
비염
천식
아토피피부염
목욕시 부드러운 스폰지 사용
위와 장을 튼튼하게

주어야 한다.

다섯째, 피부내복약을 복용한 경험이 있는 사람은 위신경과 장신경이 약해져 있을 가능성이 많으므로 위의 해독은 물론 위와 장을 튼튼하게 해주어야 한다.

여섯째, 약독으로 인한 알레르기 반응이나 약독 두드러기가 생기면 이것이 다시 아토피 증세로 변할 수 있으므로 반드시 체질개선을 병행해 준다.

일곱째, 치료과정에서 일시적으로 외관상 더 심해진 듯한 현상은 잠재된 부위가 나타나는 현상이다. 그러므로 부작용이 아니며 정상적인 치료과정인 바 조금도 염려하거나 걱정하지 말기를 바란다.

여덟째, 상태가 호전되었다가 부분적으로 다시 악화되는 것은 환부의 밑바탕 신경세포가 정상적으로 치료되지 않았기 때문이다. 그러므로 부분적으로 재발되는 것이 정상적인 치료과정이다. 이러한 현상이 여러 곳에서 나타나더라도 놀라지 말고 계속해서 꾸준히 생약효소를 발라준다. 생약효소로 피부를 완벽하게 회복시켜 주어야 재발방지에 도움이 된다.

아홉째, 두피에 아토피 증상이 있는 경우(병원에서 지루성 피부염이라는 진단도 있음) 조기에 치료해 주어야 탈모현상을 예방할 수 있다.

9. 아토피의 식생활

음식은 무엇이나 가리지 말고 맛있게 먹되 지나친 육식으로의 편식은 자라나는 성장기 어린이에게는 도움이 안된다.

비만은 성인병의 원인이 되므로 음식물을 고르게 섭취하고 체내 해독 및 체질개선도 병행해 주면 큰 도움이 된다.

10. 아토피 치료 후의 주의사항

1) 목욕할 때

첫째, 목욕할 때는 때를 밀지 말고 부드럽게 한다.

둘째, 강제로 때를 밀면 상처가 생겨 재발될 수 있으므로 주의한다.

셋째, 아토피 피부의 체질은 근본적으로 약하므로 평생을 두고 목욕은 부드럽게 해야 한다.

2) 수영장에서

실내 수영장은 세균 및 대장균을 없애기 위해 과도한 염소 처리 (락스류) 를 한다. 이것은 수영장의 세균을 없앨 수는 있

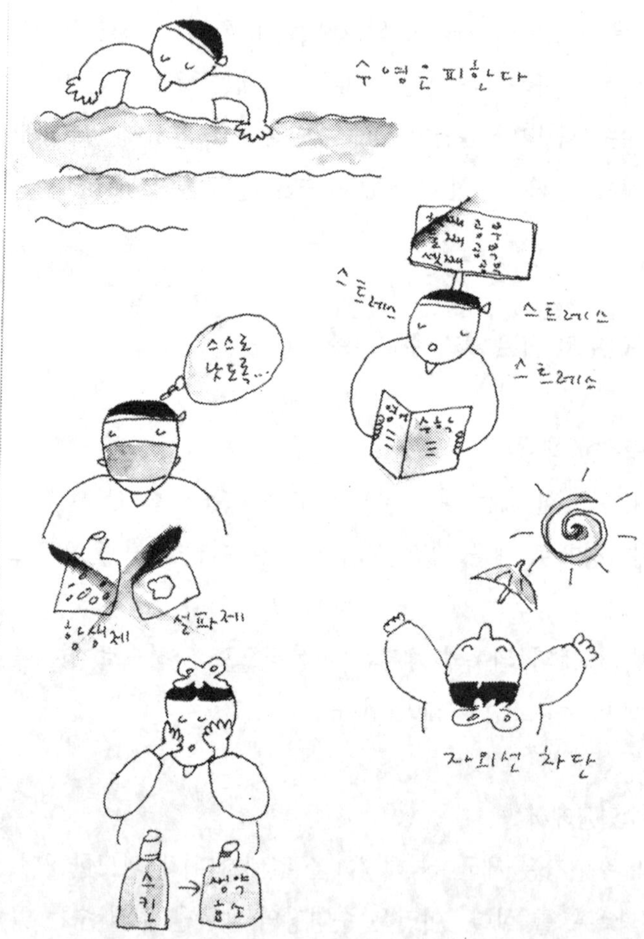

수영은 피한다
스트레스
스트레스
스트레스
스스로 낫도록...
항생제
설파제
자외선 차단
스킨
생약효소

으나 이 염소가 피부에 닿으면 피부가 건조해지고 거칠어지는 현상이 있다. 그러므로 아토피체질 환자는 피부 가려움증에 걸릴 수 있다. 그러므로 가급적 실내외 수영장에 장시간 몸을 담그지 말기 바란다. 이것이 피부건강생활 및 아토피 피부염 재발 방지에 도움이 된다.

3) 음식

첫째, 음식은 무엇이든 가리지 말고 골고루 섭취한다.

둘째, 성인은 술·담배·커피 및 지나치게 매운 음식은 대장신경에 자극을 주므로 피부가 거칠어지고 세포의 조직이 늘어지는 하나의 원인이 될 수 있으므로 삼가한다.

4) 스트레스

아토피 피부염을 가진 아동은 다른 아동과 다르다. 대체적으로 신경이 매우 예민한 아동이 많다. 가급적 스트레스를 (공부에 대한 정신적 강박관념) 받지 않도록 부모가 배려해 준다. 아이가 마음껏 뛰놀고 건강하고 씩씩하게 자라도록 협조해 준다.

5) 스킨로션 대용으로 사용

완치 후에도 피부가 완전히 건강해지는 데는 많은 시간이 필요하다. 목욕 후에나 샤워 후 생약효소를 스킨 대용으로 발라주면 피부염 예방과 피부건강에 도움이 된다.

6) 자외선

첫째, 아토피 피부염으로 고생하다가 완치된 사람은 피부가 약하다. 그러므로 해변의 가벼운 자외선에도 쉽게 피부가 열상(화상)을 입으므로 주의해야 한다.

둘째, 어린이의 경우 햇빛에 의한 열상은 바로 아토피피부염의 재발로 이어진다. 절대 강한 햇볕에 피부를 노출시키지 않도록 주의한다.

7) 감기약으로 인한 부작용

비염이나 천식이 있는 아토피 환자는 코감기 및 기침 감기가 쉽게 잘 걸리며 빈번히 감기약을 복용하게 된다. 그런데 이때 감기약으로 인하여 피부 두드러기 증세와 함께 아토피 증세가 치료 후 다시 나타날 수 있다. 그러므로 항생제나 설파제 계통의 내복약은 절대 삼가해야 한다. 또한 절대 안정하여 감기가 자연 치료되도록 도와주어야 한다. 감기약으로

인한 부분적 재발이 있을 수도 있으므로 감기약 복용시 특별
히 주의하기 바란다.

제 **1** 화
아토피 투병기

경기도 용인군 용인읍 주공 *APT*/ 태호의 어머니 김숙희

나는 용인에 사는 평범한 가정 주부로서 남매를 두고 있습니다. 남편은 용인자연농원에서 충실하게 근무하는 직장인입니다.

첫째는 딸 효순이, 둘째는 아들 태호인데 태호 때문에 그동안의 심적 물적 고통을 생각하면 정말로 되돌아보기도 싫습니다.

다만 우리 태호를 치료해주신 선생님이 치료사례 원고를 부탁하기에 못 쓰는 글이지만 사실 그대로를 몇 자 적어보고자 합니다.

　우리 태호는 태어날 때 얼굴에 태열기가 있기는 했으나 나의 기억으로는 2～3개월 후부터는 얼굴이 깨끗하고 건강하게 잘 자라 주었다.

　태호가 네 살 되던 때인 것으로 기억되는데 가족이 동해 경포대 해수욕장에서 3박 4일 동안 민박하면서 재미있게 놀다 왔다.

　특히 아이들이 말할 수 없이 좋아하고 잘 놀아 이틀 예정으로 갔으나 하루 더 놀게 되었다.

　그런데 이것이 화근이 되었던지 태호의 온몸이 빨갛게 되었다. 평소에 햇볕에 피부를 노출할 기회가 없었던 아이라 피부가 강한 햇볕에 노출되어서 그럴 거라고 생각했다. 며칠 지나면 괜찮을 것이라고도 생각했다.

　집에 돌아와 피부가 가렵다고 하기에 화상 때문인 것 같아 연고를 사서 발라주니 가려운 것도 가시고 물집도 없어졌으며 껍질이 한번 벗겨진 것으로 기억된다. 그런데 그해 가을쯤 얼굴과 목에서 표피가 일어나고 몹시 가려워 하였다. 그래서 피부과 의원에 데려갔더니 아토피 피부염이라고 진찰해 주면서 연고와 먹는 약을 주었다.

　병원 치료 동안에 깨끗이 나았으며 가려운 증상도 없어졌다. 그러나 치료를 중단한 지 3일 후부터 다시 가려워했다.

이것이 우리 태호가 아토피로 고통받기 시작하고 나 또한 어머니로서 병 간호에 지쳐 심신이 괴롭게 된 시점이다

이 아토피 피부염은 낮보다 저녁시간에 더 가려우며 깊은 밤시간이 더 가렵지 않나 생각된다.

병원 출입을 여러 번 하다 보니 먹는 약은 항히스타민이라는 것을 알았다.

항히스타민은 피부를 가렵게 하는 신경을 안정시켜 주는 약이다. 그런데 이 약을 성장기 어린아이가 계속 먹을 경우 간이 나빠지고 성장에 영향이 있다고 했다. 사실 먹이면서도 늘 걱정이 많았다.

연고약은 혈관을 일시적으로 수축시켜 주므로 병세를 완화시켜 준다. 또한 진물이 생길 경우 곧 멎게 한다는 것이었다. 그러나 계속 사용할 경우 표피가 두꺼워지고 피부 색깔이 거무스레해진다는 것을 알면서도 어떻게 해볼 도리가 없었다. 피부가 물러지고 너무 가려워 피부가 피가 날 정도로 긁는 것을 보면 내일 당장 부작용이 나타날 때 나타나더라도 약을 먹이고 연고를 발라주지 않을 수 없는 것이 부모의 심정이었다.

거기에다가 비염 증세까지 있어서 환절기에는 감기약을 먹어야 했다. 나는 감기약이 매우 독하다는 말을 들은 적이 있

어 언제나 한약을 달여 먹였다.

아이가 밤에 피부가 가렵기 시작하면 전신을 긁어야 했다. 그렇게 되면 온 피부가 상처 투성이가 되므로 어머니의 심정으로서는 도저히 볼 수 없었다. 그래서 아이가 잠들 때쯤에는 나는 자지 않고 아이를 들여다보다가 아이가 가려워 피부를 긁으려 하면 손을 잡고 새우잠을 자곤 했다.

이러다 보니 아이보다 내가 죽을 지경이었다. 태호 아빠는 아빠대로 하루 이틀도 아니고 3년째 이 짓을 하고 있으니 신경질을 부리고 나를 원망했다.

이러기를 거듭하면서 어느덧 여덟 살이 된 태호는 국민학교에 입학했다. 그러나 늘 긁는 것이 습관이 되어서인지 공부에는 정신집중이 되지 않는 것 같았다. 짜증만 부리는 것이었다.

그러던 어느 날 남편이 건강에 관한 잡지를 보다가 〈아토피 피부염과 생약효소와의 관계〉란 원장 선생님의 글을 보고서 말했다.

"여보, 우리 태호를 한번 데려가 볼까?"

"그게 그거지 뭐."

나는 이렇게 말하고는 잊어버렸다.

그런데 가을이 되어 다시 태호가 긁기 시작하자 지난 봄에 남편이 한 말이 생각났다. 한번 찾아가 상담이나 해보자 했던 것이 원장 선생님과 인연을 맺게 된 동기가 되었다.

태호가 생약효소를 바르고 체질개선 약을 먹고 하는 중에 일시적으로 더 심해지는 듯하더니 곧 좋아지기 시작했다.

그해 가을·겨울은 내가 새우잠을 자지 않아도 되었으며 가정에 평화도 찾아왔다. 태호의 성격도 다시 명랑해지기 시작했다.

이제 태호는 중학교 1학년. 그 동안 간혹 긁는 구실이 있기는 했다. 그러나 즉시 생약효소를 일주일 정도 발라주면 다시 정상피부로 돌아오기 때문에 생약효소가 우리집 보물단지가 되었다.

우리 효순이도 얼굴에 여드름이 돋기만 하면 생약효소를 찾는다.

나도 몇 년 전부터 스킨 대용으로 사용하고 있다. 피부가 깨끗하다는 얘기를 친구들로부터 듣는 것도 바로 이것 때문인 것 같다.

요즈음도 간혹 태호가 비염 증세를 보인다. 이때는 죽염으로 목구멍을 씻어준다. 이제는 어지간해서는 감기도 잘 걸리지 않게 되었다.

나는 아토피라는 얘기가 나오면 귀가 솔깃하고 이 병으로 고생하는 가정이 있으면 열을 내어 알려주려고 한다. 그러나 사회가 불신사회라 그런지 믿는 사람도 있고 그냥 듣고 넘기는 사람도 있다. 그러나 나는 단 한사람이라도 나같이 고생한 어머니가 생기지 않기를 바라는 마음에서 이 투병기를 솔직하게 기쁜 마음으로 썼다.

　아토피로 고생하시는 아동을 둔 부모님에게도 나와 같은 행운이 함께 하길 바라는 마음 간절하다.

제 **2** 화
아토피 투병기

경기도 남양주시 퇴계원/ 태권도 사범 이상규

나의 어머니 말씀에 의하면 나는 네 살 되던 해부터 피부병이 발생하여 병원에 다녔으나 효과를 보지 못하고 고생하기 시작했다고 한다.

이때부터 이 병으로 시달리다 보니 항상 신경질적이고 공부는 항상 밑에서 맴돌았다. 나의 기억으로는 국민학교 다닐 때 더 심해져 잠자다가도 나도 모르게 피부를 긁어 피부에 피를 내므로 항상 딱지가 피부에 붙어 있었던 것으로 기억된다.

국민학교부터 중학교 3학년까지 경희대 부속병원 피부과를 다녔으니 햇수로는 근 10년 가까이 다닌 셈이다.

웬만한 피부과 의사는 다 알게 되었으며 피부과 과장님이 어머니한테 "이제는 오지 마세요. 이곳까지 와 보아야 저도 별 수 없으니 가까운 약국에서 연고나 사 바르시지요."라고 했다.

그래도 나의 어머니는 오직 막내아들인 나를 이 가려운 아토피 피부염에서 해방시켜 주고자 하셨다. 의사의 말씀은 아랑곳하지 않고 교통이 불편함에도 불구하고 퇴계원에서 경희대 부속병원까지 일주일에 한번씩 꼭 나를 데리고 찾아가곤 하셨다.

그러던 어느 날 어머니께서 동네 안에 있는 양계장에 달걀을 사러 갔다가 양계장 주인아주머니로부터 건선이 심한 자기의 아들이 효소라는 한방으로 된 물약을 사다 발랐더니 현재 놀라울 정도로 많이 좋아졌다는 얘기를 전해 들었다. 그래서 월요일인데도 학교를 하루 결석하고 한의원에 새벽같이 찾아갔다.

세상에는 난치병이 많이 있다. 그러나 어린 나이에 온몸이 가려운 것도 할 짓이 아니며, 공부를 해도 정신집중이 되지 않아 피부를 긁으면서 신경질만 부리고 있는 아들을 보는 부모의 마음 역시 아마 대신 아파 주고 싶은 심정일 것이다.

그러나 부모인들 어떻게 해줄 도리가 있겠는가. 그렇게 밤

낮으로 피부를 긁적긁적 하던 버릇이 마침내 1년 만에 없어졌
다. 나는 살아 있는 것이 기뻤고, 어머니 역시 매우 기뻐하
셨다.

그 동안 신경질적으로 자라다 보니 체력이 약해져 있었다.

평소에 동네 아이들이 태권도복을 입고 다니는 것을 보고
늘 부러워하였다. 그러나 피부병이 있는 나에게는 해당되지
않는 일인 듯했다.

그런데 피부병에서 해방되고 보니 공부는 이미 잘 하기
틀렸고 체력이나 단련하자는 생각에 중학교 3학년 겨울방학
때부터 태권도 도장에 다닌 것이 벌써 10년째이다. 그리고
1994년도에 태권도 4단 승단증과 사범자격증까지 따게 되었
다.

현재 경기도 남양주시 퇴계원 태권도장에서 사범으로서 학
생들을 지도하고 있다.

태권도는 내가 가장 열심히 즐겁게 배운 유일한 것이며,
나의 취미인 동시에 나의 희망이다.

나에게 목표가 무엇이냐고 묻는다면, 열심히 노력하여 언
젠가는 나의 태권도장을 내는 것이다. 그리고 이 나라의 어
린이들을 열심히 수련시켜 그들 모두가 건강하게 살도록 일
익을 하고 싶다.

제 **6** 장
난치성 여드름

난치성 여드름

1. 개요

여드름은 젊은 사춘기 남녀에게 많이 생기는 피부병이다. 14~15세에 시작되어 25~26세가 지나면 자연히 없어지기도 한다. 일명 심상성 파창이라고도 불린다. 털을 싸고 있는 모낭 속에 생기는 염증성 질환으로 얼굴, 때로는 목·가슴 등에도 생기며 그 대부분은 화농을 유발하므로 모낭염이라고도 한다.

여드름이 심하다 하여 치료받다가 잘못하여 흔적이 남게 되고 땀구멍이 커져서 피부미용에 있어 마음에 괴로움을 주어 인격형성에도 영향을 미칠 수 있으므로 바른 치료로 마음의 행복을 찾기 바란다.

2. 여드름의 원인

사춘기가 되어 생식선 부신피질로부터 남성호르몬이 분비되어 지방선이 발육되고 피지의 분비가 많아지면 여드름이 생기는 것이다. 그 때문에 지방이 많은 사람에게 여드름이 생기지만 모든 사람이 다 그렇다고는 할 수 없다. 그 중에서 모공의 각질이 두터워져 그 출구가 좁아지고 피지가 피부의 표면에 충분히 배출되지 않을 때 모낭 속에 피지가 굳어져 생기는 것이 여드름이다. 막힌 모낭이 부풀게 되고 둘레의 진피까지 파괴되면 여드름이 붉게 부어오른다. 그 원인으로는 크게 두 가지가 있다.

첫째, 면포에 세균이 침입하면 즉 좌창균이라 부르는 혐기성균이 피지를 분해하여 지방산을 만든다. 이것이 모낭벽을 통해 주위의 진피 속에 침입하면 여드름이 붉게 부어오른다.

둘째, 포도구균이 2차적으로 외부에서 털구멍으로 들어오면 여드름이 화농하게 된다.

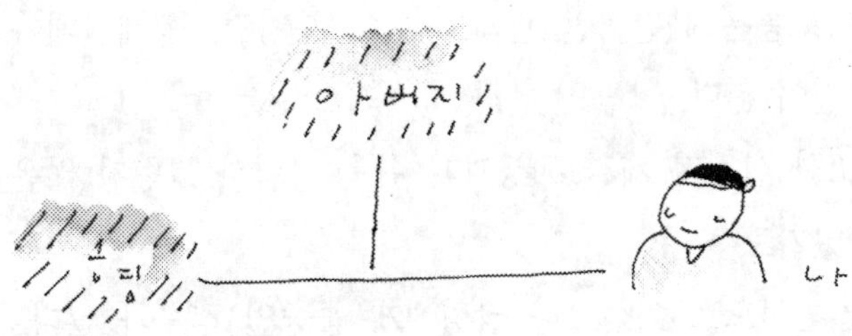

아버지
나
유전적원인

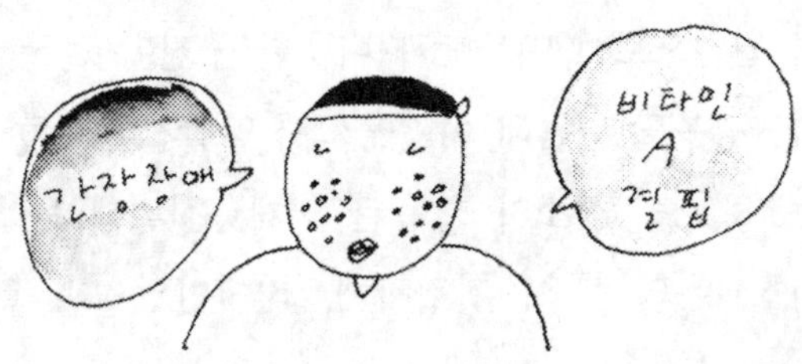

간장 장애
비타민
A
결핍
후천적원인

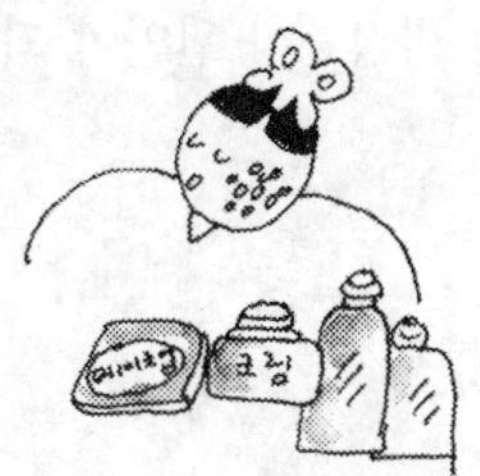

크림

여드름은 유전적인 관계도 있어 부자간, 형제자매가 생기는 일이 많다.

또한 선천적 체질로 생기기 쉬운 사람과 그렇지 않은 사람이 있기도 하다.

일반적으로 여성보다 남성에게 중증인 경우가 많다. 심한 여드름은 여드름끝에 흔적이 케로이드처럼 되는데 이것을 집주성 좌창이라 부른다.

후천적 원인으로서 여드름과 비슷한 구진이 얼굴·가슴 등에 생기는 경우도 있는데 이것을 좌창양발진이라 한다. 원인으로서는 요오드·취소가 함유된 약제, 항결핵약, 남성호르몬, 항체호르몬의 복용, 간장장애, 비타민A 결핍 등 이외에 기계를 사용하는 기능공에게서 볼 수 있다.

최근의 여성 여드름 중에는 광물성유지가 함유된 화운데이션, 크림, 메이크업 화장품이 원인이 되기도 한다.

3. 여드름의 종류

남녀 모두에게 생기지만 미용상의 문제로 병원을 찾는 쪽
은 여성이 많은 편이다. 그러나 요즈음은 개성시대이므로 남
성들도 점차 미용에 관심이 많아져 치료하려는 이들이 많아
지고 있다.

여드름이 생기기 쉬운 곳은 얼굴, 특히 이마·볼·턱 등인
데 가슴 등의 중앙 부위에도 생긴다.

1) 면포

모낭에 각질·피지가 막혀 생기는 면포(Comedo)가 여드름
의 근본적인 병변이다.

면포에는 모구가 열려 있는 개방면포와 모구가 좁아지고
닫혀져 있는 폐쇄면포가 있다. 전자는 멜라닌 색소의 침착으
로 깊은 색깔을 띠어 검은 여드름이라고도 하는데 면포를 털
구멍 밖으로 밀어내기 쉬워 치료하기가 좋다. 후자는 흰색을
나타내므로 흰여드름이라 하며 모구가 닫혀져 있으므로 치료
하기가 어렵다.

2) 붉은 여드름(적색구진)

면포가 생기는 시기에는 피부가 돋아져 있어도 붉은색은 띄지 않는다. 그러나 그대로 방치하면 차츰 빨개지고 커진다.

3) 농포형 여드름, 경결형 여드름

적색구진이 화농되어 더욱 빨개지고 커지며 아프다. 그 끝에 작은 황백색의 농포가 생기는 것을 농포형 여드름이라 한다. 이것은 곪지는 않고 빨간 멍울이 되어 만져지기 때문에 경결형 여드름이라고 하는 것이다. 매우 아프고 치료하기가 까다로우며, 완치가 되어도 자국이 남는 지저분한 피부가 된다.

4) 곰보와 색소 침착

털구멍 둘레의 피부가 파괴되면 뒤에 분화구 같은 것이 남게 된다. 이것은 화창의 반흔이며 많아지면 곰보처럼 보인다. 그 중에는 치료 후에도 색소침착을 남기는 것도 있다.

4. 여드름의 예방법

생약효소는 약초의 잎과 나무의 뿌리에서 추출한 수액을
장기간 저장발효시킨 것으로서 장기간 사용해도 부작용이 없
다.

생약효소는 면피를 튼튼하고 건강하게 해줄 뿐만 아니라
피부 지방층의 염증을 해소시키고 충혈된 모세혈관을 안정시
킨다. 그렇게 함으로써 붉어진 면피를 본래의 맑은피부 색깔
로 돌아오게 하며, 염증이 거듭됨으로써 악화된 표피층을 박

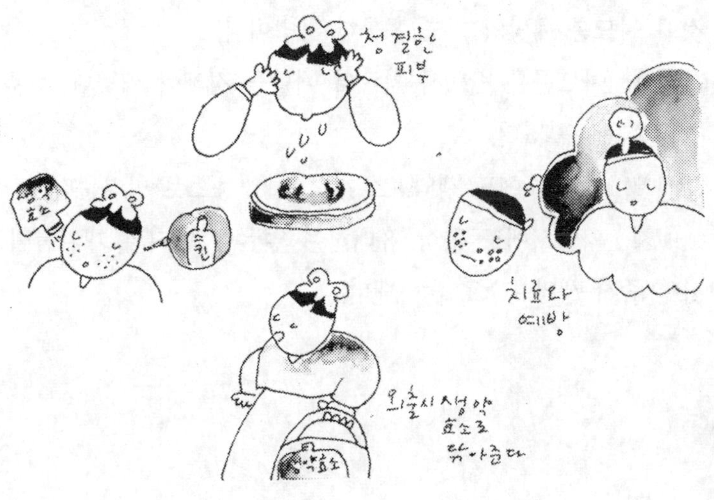

탈 제거시켜 튼튼한 표피층으로 재생시킨다. 또한 저항력을 향상시켜서 면피를 세균으로부터 막아주어 여드름의 예방과 치료에 도움을 준다.

여드름이란 피부의 피하지방층에서 분비되는 지방이 땀과 공기중의 먼지·매연·노폐물 등과 함께 세균의 침범을 받아 부패함으로써 발진(농증)을 일으키는 난치성 피부병이다.

얼굴에서 땀샘을 통한 피지가(개기름) 나오는 한 여드름은 계속 생길 수 있는 가능성이 있다.

첫째, 면피(얼굴 피부)를 청결히 하고 깨끗하게 유지시키는 것이 여드름 예방의 최고 훌륭한 방법이다.

둘째, 여드름은 반드시 치료와 예방을 겸해야 깨끗한 얼굴을 간직할 수 있다.

셋째, 치료 후에도 생약효소를 스킨 대용으로 발라준다.

넷째, 외출시에도 항상 휴대하여 얼굴에 먼지와 개기름이 끼면 즉시 생약효소로 닦아낸다.

5. 여드름의 완치법

여드름 치료에 있어서 널리 사용되고 있는 방법은 털구멍의 두터운 각층을 벗기고 모낭 안에 막혀 있는 내용물이 피부 표면에 나오기 쉽도록 해주는 일이다. 옛날부터 오늘날까지 아직도 사용되고 있는 것은 유황연고이다.

이것은 피부표면의 기름도 제거하므로 모낭내의 내용물을 피부 표면에 나오기 쉽도록 한다.

화농성 여드름에는 항생물질이나 설파제를 내복해야 하는데, 이런 약들은 전문가의 지시에 따라 사용해야 한다.

여드름의 치료로서 두 가지 중요한 사항이 있다.

첫째, 여드름이란 세월이 지나면 완치된다고 생각하여 그대로 방치하는 경우 여드름의 흔적이 남아 일생 동안 본인을 괴롭힌다는 사실이다.

둘째, 여드름 치료에 있어서 새롭게 생기는 것까지는 막을 수 없다. 그러므로 흔적이 남는 것을 막으면서 여드름이 나오지 않게 하는 것이 최상의 방법이다.

셋째, 일시적인 치료는 일시적인 효과밖에 얻을 수 없으므로 지속적으로 치료해야 한다.

6. 여드름의 생약효소 사용법

첫째, 1일 1~2회, 또는 수시로 환부를 닦아주듯 촉촉하게 사용한다.

둘째, 외출시 얼굴에 지방이 끼일 경우 수시로 효소로 닦아준다.

셋째, 처음 일주일은 1일 1회 아주 부드럽게 사용한다. 단, 충혈되거나 당기면 즉시 중단하고 2~3일 쉬었다 다시 사용한다.

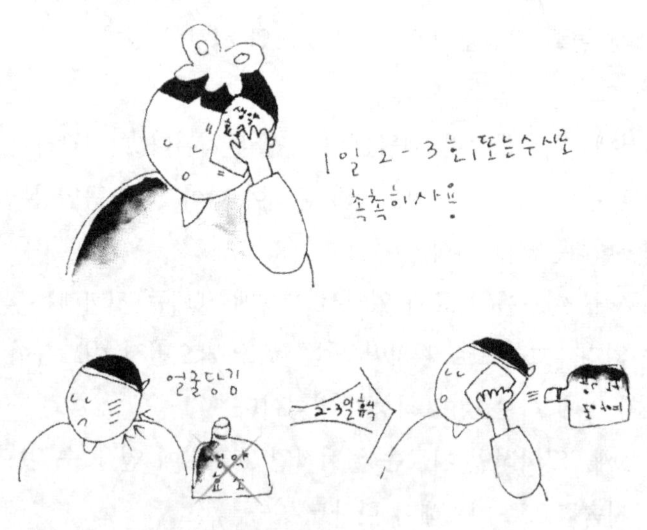

넷째, 일주일 후부터는 큰 자극이 없으면 환부를 문지르듯 개기름을 닦아주면서 사용한다.

다섯째, 치료과정에 있어서 면피가 당기면 여드름 농포의 색깔이 더 진해질 수 있다. 이때는 2～3일 쉬었다가 다시 바른다. 이러한 현상은 부작용이 아니라 정상적인 치료과정이다.

제 **7** 장
난치성 습진

난치성 습진

1. 개요

습진은 외적 또는 내적 인자에 의해 생겨 수반되는 좁쌀알 같은 발진 (두드러기, 작은 물집 등) 으로 병리조직학적으로는 해면 상태를 말한다.

피부과 외래 환자의 $1/3 \sim 1/2$ 정도를 차지할 만큼 많은 피부질환이다. 피부 밖으로부터의 자극에 의해 생기는 표피 알레르기성 염증이라고도 할 수 있다.

급성습진의 상태로 시작하여 만성습진 상태로 옮겨진다. 급성일 때에는 환부의 피부가 빨개져 있으며 그 위에 좁쌀

모양의 울퉁불퉁한 작은 물집이 생겨 있다. 증상이 심할 때
는 진물러 체액이 흘러나오고 부스럼 딱지가 생긴다.

　만성습진이 되면 물집은 없어지고 피부가 울퉁불퉁하거나
두껍게 굳어지고, 표면이 거칠며 심한 가려움이 동반된다.

2. 습진의 원인

　습진의 종류에 따라 그 세세한 원인이 조금씩 다르다.
　이것은 대체적으로 피부에 좁쌀알 만한 발진(두드러기)이
생긴다. 이것의 공통된 특징은 몹시 가렵다.

3. 습진의 종류

　습진은 외부인자에 의해 발생하는 피부질환으로 생각되기
도 하나 습진을 일으키기 쉬운 피부상태에 있다고도 볼 수
있다.
　습진의 종류를 분류하기란 매우 어렵다. 왜냐하면 사람에
따라 분류 기준이 다르기 때문이다. 그래서 임상증상 경과

발전기전 등을 고려하여 접촉성 피부염, 심상성 습진, Vidal 태선, 화폐성 습진, 지루성 피부염, 아토피 피부염, 물체성 피부염 등 병의 형태에 따라 나누어 보았다.

이 중 우리가 흔히 볼 수 있는 습진의 종류에 대해서 알아보기로 하겠다.

1) 접촉성 피부염

• 원인

첫째, 외부자극제가 피부에 접촉하여 피부염을 일으킨다.

둘째, 알레르기에 의한 것인데 접촉성 피부염은 대개 알레르기에 의해 발생한다.

셋째, 원인물질은 화학제품, 화장품, 피혁류, 의류, 외용약, 금속류 등이다.

예를 들면 머리염색약을 사용했을 경우 소수의 사람이 부작용을 일으킨다. 이것은 머리염색약 속에 포함된 파라페닐렌디아민이라는 화학물질에 대해 피부가 과민하게 반응하기 때문이다.

넷째, 유전적 요인, 항원의 농도, 노출 기간 등과도 관계가 있다.

다섯째, 마찰·압박·열·더위·한기 등도 피부병의 원인이
된다.

• 증상

첫째, 대체로 급성습진과 비슷하고 발병 부위가 부어오른
다.

둘째, 특히 눈의 둘레라든가 음부와 같은 부분에서 부종이
강하게 나타난다.

셋째, 가려움이 심하며 열이 있고 따끔따끔하기도 한다.

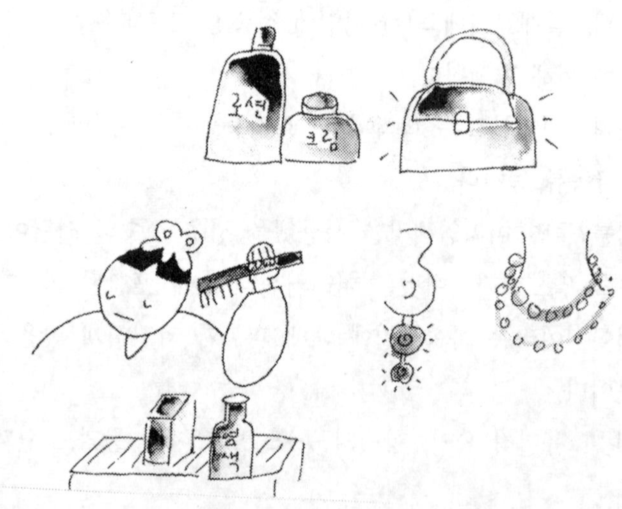

넷째, 피부가 건조해지므로 두꺼워지고 균열이 생기며 그
에 따른 불쾌감이 있다.
다섯째, 피부 균열로 인한 통증·수포·궤양 등이 있다.

• 치료

한방 생약효소를 환부에 하루 1~2회 부드럽게 발라준다.

• 주의사항

첫째, 증상에 알맞은 전문인의 처방에 따른다. 환자 임의

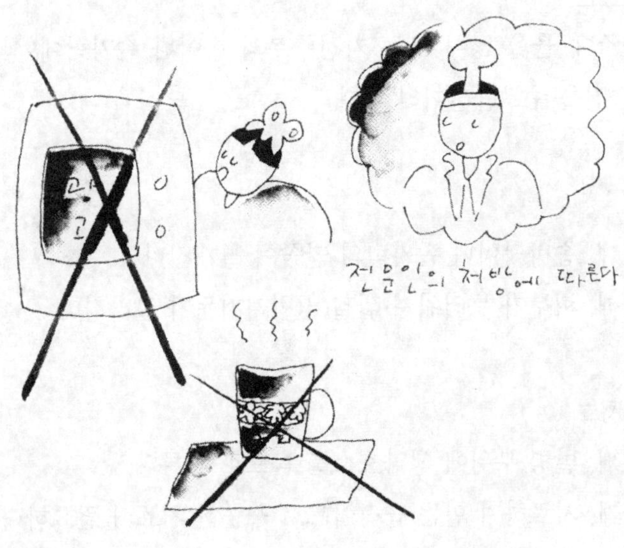

대로 연고나 내복약(광고에 의한)을 선택해서는 안 된다.

둘째, 재발할 때마다 약을 복용하면 부작용을 초래한다.

셋째, 향신료 · 커피 · 알코올 등 자극성 음식물은 되도록 삼간다. 또한 과식도 치료에 이롭지 않다.

넷째, 피부질환은 피부가 과민해서 나타나는 것임을 잊지 않는다.

2) 주부습진

• 원인

평소에 물을 많이 쓰는 가정주부의 손이나 손가락에 생기는 습진을 주부습진이라 한다.

• 증상

첫째, 손바닥이나 손가락의 안쪽이 빨개진다.

둘째, 피부가 두터워져 껍질이 벗겨지든가 갈라진다.

• 치료

첫째, 발병 부위에 생약효소를 솜으로 바른다.

둘째, 치료하기 힘든 습진이므로 꾸준한 치료가 필요하다.

• 주의사항

첫째, 손이나 발에 물이나 중성세제 등이 직접적으로 닿지 않도록 주의한다.

둘째, 설겆이를 할 때와 중성세제를 사용할 때에는 고무장갑을 사용한다.

셋째, 고무장갑 자체에 과민반응을 보이는 사람은 면장갑을 끼고 그 위에 고무장갑을 낀다.

넷째, 항상 건조하고 깨끗한 상태를 유지하도록 한다.

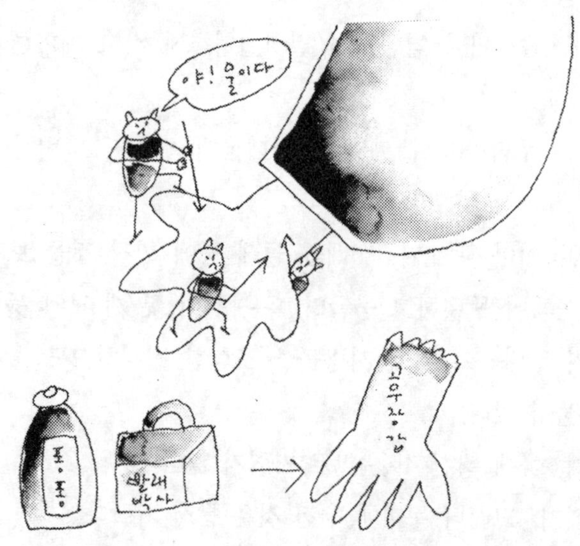

3) 지루성 습진

• 원인

일반적인 습진이나 염증과는 조금 다른 피부병이다.

첫째, 아직 불확실하다.

둘째, 선천적 소인으로 피지분비가 과잉이거나 비타민 B_2, B_6 부족, 세균감염에 의한 것이라고도 한다.

• 증상

첫째, 습진이나 염증처럼 질척질척하지 않고 메마른 느낌이다.

둘째, 두피(머리의 피부)는 군데군데 빨개지고 비듬이 많다.

셋째, 이마·목·가슴·배꼽 둘레 등에 퍼진 것을 보면 비교적 윤곽이 뚜렷하고 둥글며 혹은 원이 몇 개 모인 듯한 붉은색이 있다. 그 위에 지방분을 포함한 질척하고도 노란 낙설이 붙어 있다.

넷째, 몸에 생긴 것은 별로 가렵지 않다.

다섯째, 그러나 두피에 생긴 것은 몹시 가렵다.

여섯째, 박박 긁어서 질척한 딱지가 되는 경우도 있다.

• 치료

첫째, 머리(두발)의 치료가 가장 중요하다.

둘째, 머리는 하루 2~3회 스프레이로 생약효소를 모발 끝까지 닿도록 세심하게 뿌려주고 환부를 가볍게 손가락으로 문질러 준다.

• 주의사항

첫째, 가려움증이 있어 긁다가 보면 만성 습진이 되는 수가 있으며 병변이 오래 갈 경우 탈모증상이 함께 나타날 수 있다.

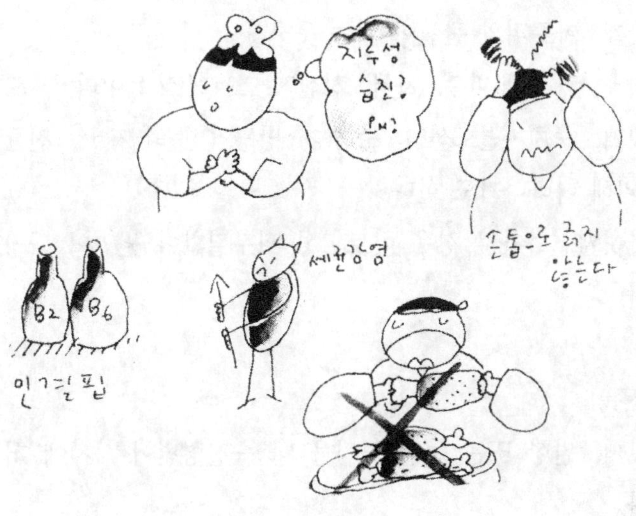

둘째, 만성질환이며 치료가 매우 어려우므로 전문인의 충고나 주의사항을 잘 지킨다.

셋째, 되도록 기름진 음식은 삼가한다.

넷째, 손톱으로 두피를 긁어 화농균을 옮기거나 곪기지 않도록 한다.

4) 화폐성 습진

• 원인

첫째, 나이가 들면서 피부기능이 저하되기 때문이다.

둘째, 아토피와 관련이 있는 듯하다.

셋째, 건조한 피부, 자극, 정신적 스트레스 등이다.

넷째, 충치·편도선염·축농증·방광염 등의 세균, 진균집에 의해 나타나기도 한다.

다섯째, 소아의 경우 아토피성 피부질환이 원인이 되기도 한다.

• 증상

첫째, 원형 또는 동전 모양을 한 습진병변이 사지에 퍼져 있다.

둘째, 만성적이고 심한 가려움증이 있으며 특이한 증상도 있을 수 있다.

셋째, 주로 노인들에게서 많이 볼 수 있으나 젊은 여성에게도 나타난다.

넷째, 노인의 건조피부에는 팔·다리·체간에도 나타난다.

다섯째, 재발할 경우 거의 동일한 환부에 재발하며 차츰 그 주위로 퍼져나간다.

• 치료

첫째, 무엇보다 꾸준한 치료가 중요하다.

둘째, 소아·노인 등 그 분포도가 다양하고 각 개인마다 특이하게 나타나므로 전문인의 도움이 필요하다.

셋째, 습관·환경·정신·직업에 따라 원인이 있는지 살펴본다.

• 주의사항

첫째, 스트레스가 없도록 항상 기분좋은 상태를 유지한다.

둘째, 습도와 온도에 따라 민감하게 반응하므로 계절에 따라 적절한 습도와 온도를 유지하도록 한다. 특히 겨울철에 주의한다.

셋째, 긁지 않는다. 긁을수록 전신에 금방 퍼진다.

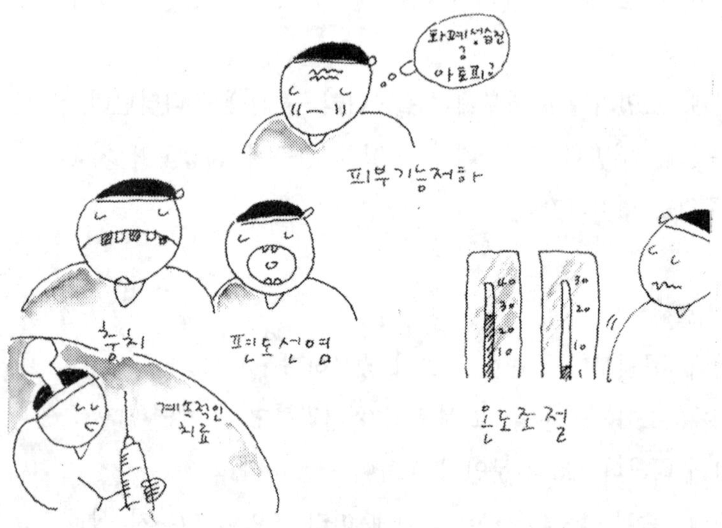

제 8 장
곰팡이균에 의한 피부병

곰팡이균에 의한 피부병

1. 개요

곰팡이는 옛날부터 인간과 깊은 관계에 있었다. 예를들면 술이나 된장·간장은 곰팡이의 발효작용을 이용한 것이고 페니실린 등 항생물질을 생산하기도 하였다. 그러나 인간에게 이로운 곰팡이도 있지만 인체에 병을 일으키는 해로운 곰팡이도 있다. 떡이나 빵 등에 생기는 누룩곰팡이, 털곰팡이 등은 폐나 그밖의 내장에 침입하여 죽음에 이르게 되는 경우도 있다. 또한 곰팡이균이 피부에 침입하여 백선·무좀 등을 일으키는가 하면 칸디다균에 의해서 가정 주부 손가락을 침범하는 경우도 점차 늘어가고 있는 실정이다.

2. 원인

곰팡이균이 언제부터 우리에게 전해졌는지 정확한 근거는 없다. 다만 추측해 보건대 인류가 걷기 시작하면서 이 백선균이라고 불리는 곰팡이균이 생기지 않았을까?

원래 백선균은 흙 속에 있는 것이었다. 그러나 우연하게 우리 인간에게 부착되어 피부 표면의 먼지 등을 먹고 번식하면서 보다 살기좋은 곳에 자리잡지 않았을까?

3. 곰팡이균의 종류

1) 무좀(汗疱狀, 白癬)

곰팡이로 인한 피부병의 대표적인 것으로 손·발·손톱·발톱에 생긴 백선을 무좀이라 한다.

20세 이상의 남녀에게 빈발하며 발바닥의 복판과 발가락 사이(새끼발가락)의 가장자리, 뒷꿈치 등에 잘 나타나고 손가락·손바닥에도 가끔씩 나타난다.

치료는 전문인의 지도하에 끈기있게 치료해야 한다. 즉 물집이나 허물이 벗겨져 있던 곳이 깨끗하게 보이더라도 균이 상당량 생존하고 있을 수 있으니 장기간 동안 치료하여 완치되도록 해야 한다.

병소가 진무르거나 곪으면 2차 감염이 생긴 경우이므로 세균치료를 한 후 다시 무좀 치료를 하는 것이 좋다.

2) 완선(頑癬)

손발이나 머리 이외의 부위에 생긴 백선을 말하며, 주로 넓적다리나 엉덩이에 발병한다. 청년기 남성에게 빈발하는 경우가 많은데 최근에는 여성에게도 나타나고 있다.

3) 기계충(頭部白癬)

머리털 및 피부에 백선균이 번식하여 생기는 병으로 둥근 탈모상태나 비듬이 많이 나타나며 유치원부터 국민학교 어린이에게 많이 발생한다.

최근에는 발생률이 점차 적어지고 있는데 이는 경제성장과 함께 위생관념이 발달하고 세척제 등도 발달되어 청결해졌기 때문이라고 생각한다.

4) 어루러기(전풍)

주로 가슴·등·겨드랑이 등 땀이 고이기 쉬운 곳에 연갈색의 반점이 다수 발생하고 긁으면 비듬과 같은 허물이 벗겨지는 증상을 말한다.

가려움증은 거의 없고 단기간에 퍼지는 성질이 있다.

주로 땀을 많이 흘리는 사람에게 나타난다.

연갈색 대신 허옇게 색소가 빠진 것처럼 되는 경우도 있다.

5) 칸디다증

칸디다는 이스트(효모) 비슷한 곰팡이로, 사람의 입 속, 소화관, 질 등의 점막에 비병원균으로서 존재한다.

물의 저항력이 약해지면 칸디다증이 생기기 쉬워진다.

허벅지나 음부, 겨드랑이, 여성의 유방 및 외음, 질 등이 가렵다. 특히 아픔이 있는 가려움증이 따를 경우 당뇨병이 있는지를 검사해보기 바란다.

상기와 같은 곰팡이 질환은 무엇보다도 예방이 중요하다. 목욕을 자주하고 내복을 매일 갈아 입는 등 피부를 청결히 하고 전문인의 적절한 도움으로 꼭 치료하기 바란다.

4. 완치법

첫째, 초기에 철저히 치료한다.

둘째, 국소의 청결과 건조가 매우 중요하다.

셋째, 치료에 의해 물집이나 허물이 완치된 것처럼 보이나 실제로는 균이 남아 있는 경우가 많으므로 좀 더 계속해서 치료한다.

넷째, 날씨가 추워지면 수그러드는 백선균도 있으므로 계속 치료한다.

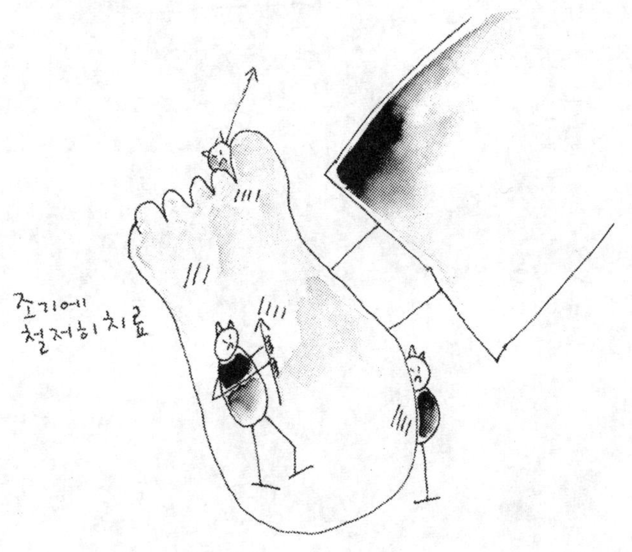

5. 생약효소 사용법

첫째, 깨끗이 닦고 건조시킨 다음 마사지 하듯 약을 부드럽게 바른다.

둘째, 1일 수회 바른다. 특히 잠자리에 들기 전 정성껏 바른다.

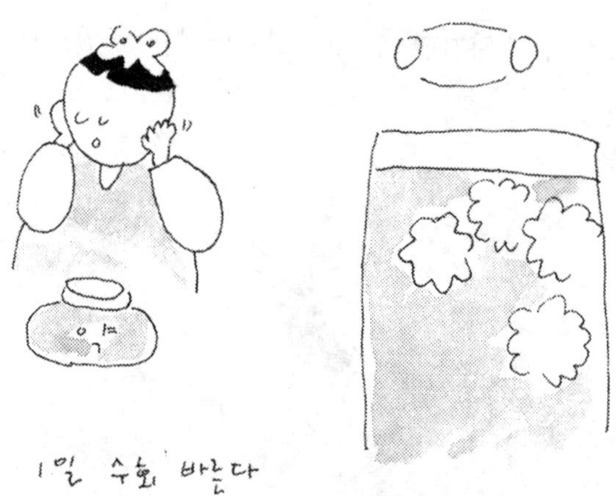

제 9 장
세균에 의한 피부병

세균에 의한 피부병

1. 개요

오늘날 생활 수준이 높아져 위생상태가 매우 좋아졌다. 그러나 눈에 보이지 않는 먼지, 수질오염, 공해물질, 쓰레기의 다변화 등이 가져오는 세균번식에 의해 공기가 더욱 나빠지고 있는 것이다. 이에 따른 이유로 생활의 질이 향상되었음에도 불구하고 세균에 의한 피부병이 오히려 늘어나고 있다.

피부에 감염을 일으키는 세균은 대부분이 포도상구균과 연쇄상구균에 의하여 이루어진다. 위생상태가 나쁘고 불결해지면 세균번식이 왕성해지는 것은 더 말할 나위 없다.

평소에 잘 발생하는 세균성 질환에 관해 자세히 설명하기
로 하겠다.

2. 원인

외상·화상·벌레물림·습진 등이 생기면 세균의 감염이
시작되며, 기온이나 습도가 높고 땀이 많은 계절에 특히 발
생하기 쉽다.

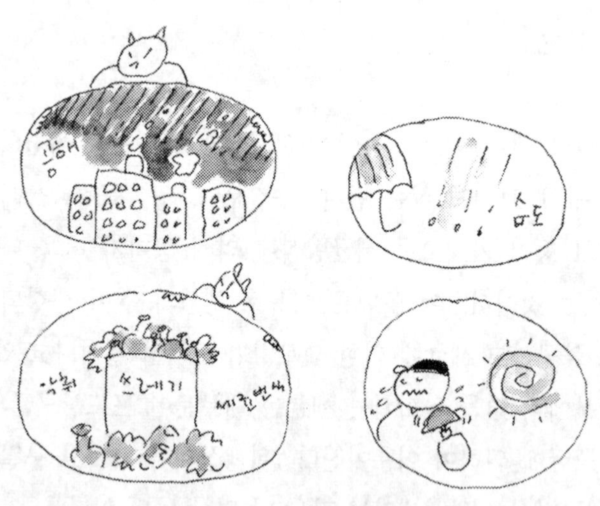

3. 종류

1) 절종 · 모낭염

털구멍을 중심으로 포도상구균이 감염되며 화농성 변화를 일으킨다. 화농이 얕고 환부가 제한되어 있는 것을 모낭염, 화농이 넓고 깊으며 진피에 이르는 것을 절종이라 한다.

모낭염의 증상은 털구멍이 빨갛게 돋아오르고 노란 고름을 가지며 가벼운 아픔이 있다.

절종은 그 범위가 넓고 털구멍을 중심으로 빨갛게 부어 아프며, 발열 · 두통 · 오한 등의 증상을 동반한다.

2) 오종

절종이 많이 모인 것으로 알려져 있으며, 중년 이후 당뇨병 환자의 목이나 등에 생기기 쉽다.

3) 전염성 농가진

수포성 농가진

백색 포도상구균성 농가진으로 불리우며 얼굴이나 온몸 곳곳의 피부에 완두콩 크기 또는 손가락 끝 만한 크기의 수포가 차례로 생기고 때로는 큰 수포도 생긴다. 수포는 터지기 쉬워 문드러짐을 만들고 여름에 젖먹이나 어린이에게 많은 것이 특징이다.

평소에 피부나 의류를 청결히 한다. 특히 여름에는 목욕을 자주 하여 진물이 다른 장소에 묻지 않도록 주의해야 한다.

전문의의 지시로 항생물질을 복용하거나 연고를 가제나 천에 발라 붙인다.

가피성 농가진

연쇄상구균성 농가진이라 불렀지만 포도상구균도 원인이 되고 혼합감염인 경우도 있다.

계절에 관계없이 소아나 성인에게도 발생한다.

얼굴이나 손발에 고름이 든 돌기물이 생기고 손가락끝 크기 만한 지저분한 갈색의 딱지를 만든다. 그 주위는 붉은 색채가 깊으며 림프절이 붓는다.

4) 화농성 한선염

한선에 포도상구균이 감염되어 발병하며 성인 여성의 겨드랑이나 젖먹이의 머리·얼굴·목 등에 생긴다.

여름에 많고 유아의 머리·얼굴·목·엉덩이 등에 반복적으로 나타난다.

때로는 발열하고 심하게 아프다. 젖먹이는 그 부위 때문에 잠을 못 자게 된다.

피부를 청결히 하기 위해 목욕·머리감기를 자주 해야 한다.

젖먹이는 바람이 잘 통하는 시원한 장소에 재우는 것도 중요하다.

5) 단독

주로 연쇄상구균에 의해 진피 내에서 화농성 염증을 일으키는 병이다.

발열·오한·두통 등의 증상과 함께 주로 얼굴이나 손발의 피부에 경계가 뚜렷한 빨간 부기가 나타난다. 표면은 광택이 있고 작열감이나 압통을 수반하며 빨간 종창(부기)은 고열과 함께 퍼진다.

안정이 필요하며 입원 치료해야 한다.

강력한 항생물질이나 소염효소제를 투여하고 국소에 습포를 하면 비교적 단기간내에 치료된다.

제 *10* 장
바이러스에 의한 피부병

바이러스에 의한 피부병

1. 개요

본래 바이러스는 인플루엔자·천연두·소아마비 등을 일으키는 여과성 병원체이다.

그런데 피부와 함께 신경계통이나 그밖의 내장을 침범하고 전신증상을 동반하는 질병을 일으키는 것이다. 그러나 내장이나 그밖의 전신적 증상은 일으키지 않는 경우도 있다.

피부병의 종류에는 단순성포진·대상포진·수두·사마귀·전염성 연속종·수족구병 등 비교적 많은 종류의 피부병을 유발한다.

그밖에 홍역·천연두·풍진 등도 있으나 전염성 질환이므로 여기서는 생략하기로 하겠다.

2. 원인

바이러스(Virus)가 피부에 병변을 일으키는 것이다. 즉, 초현미경적 미립자인 이 병원체가 피부에 닿아 여러가지 종류의 피부병을 나타낸다.

3. 바이러스의 종류

1) 단순성포진

일반적으로 헤르페스(Herpes)라고 한다.

감기가 들어 발열했을 때나 햇빛이나 찬바람을 쐰 뒤 입술이나 그 주위에 작은 물집이 몇 개 모여 생기는 병이다.

수포는 그대로 말라붙어 딱지가 되든가 혹은 찢겨져 작은 미란을 만든 뒤 딱지가 앉는다. 10일 내지 2주 정도면 흔적도 없이 낫는다. 그러나 다시 재발하여 같은 장소에 병변을 일으키기 쉽다.

또한 입 주위 뿐만 아니라 눈둘레, 입이나 눈의 점막에 생기는 경우도 있다.

특히 눈에는 각막이 있는데, 이것에 침범되면 시력장애를 일으키거나 실명하는 일도 있다. 그러므로 바이러스가 눈에 들어가지 않도록 주의해야 한다.

한편 단순성 포진은 음부를 침범할 때도 있다. 이를 음부 포진이라 하는데 바이러스 Ⅱ형에 의해 발병하며 성생활로 전염된다.

2) 수두

수두는 어린이의 질병으로 대개 2~3세부터 5~6세에 가장 많이 나타나며, 10세 이상이 되면 점차 줄어든다.

발열과 동시에 머리·얼굴·몸 등에 붉게 생긴 작은 수포가 생기며 몹시 가렵다. 따라서 림프절이 붓는다.

또한 입안에 생기는 경우도 있다.

대개 2~3일 이내에 열이 내리고 일주일~10일 정도면 검은 가피가 생기면서 낫는다.

집안에서 안정을 취하고 보온에 주의하며 긁지 않도록 하는 것이 중요하다.

3) 대상포진

띠처럼 작은 수포가 나란히 생기는 병이다.

사지에서는 장축을 따라, 몸에는 둘레를 둘러싸듯이, 얼굴에서는 눈 주위부터 머리 위에 걸쳐 작은 수포의 집단이 죽 늘어서듯 생긴다.

빨간 수포가 둘러싸이고 발생한 장소에 따끔따끔한 통증과 또한 그곳부터 끝쪽으로 퍼지는 신경통 비슷한 통증이 있다.

수포는 5~6일 사이에 중심이 검어지고, 가벼운 경우는 2주일쯤에서 딱지를 만들어 그것이 떨어지면 낫는다. 그러나 심할 때는 피부가 깊숙이 침범되고 죽은 조직이 떨어지기까지 3주일 이상이나 걸린다. 그런가 하면 궤양을 만들어 한 달 이상 걸려야 완치되는 경우도 적지 않다.

치료법은 적당한 진통제, 비타민 B_1 등을 사용한다.

국소에는 항생제 연고를 바르기도 한다.

중증인 경우에는 감마글로부린 주사가 유효하다고 한다. 그러나 필히 전문인의 지시에 따라 치료하는 것이 바람직하다.

제 *11* 장
피부 미용 및 건강관리

피부 미용 및 건강관리

현대인의 미용에 대한 개념은 '자연스러운 모습이나 건강한 피부가 아름다움을 돋보이게 한다' 이다. 그만큼 아름다운 피부를 갖고자 하는 것은 누구나 갖는 소망이다.

아름다운 피부란 곧 건강한 피부를 말하며, 건강한 피부는 신체의 모든 조직기능이 건강한 상태에서만 유지될 수 있다. 따라서 피부를 전신의 건강상태를 비추는 거울이라고 할 수 있다.

건강한 피부를 유지하기 위해서는 적당한 운동과 영양섭취, 적절한 휴식 등으로 신체의 건강을 유지하도록 하는 것이 무엇보다 중요하다.

건강한 피부란 어떤 것일까?

첫째, 피부표면에 긴장감과 적당한 수분기가 있어야 한다.
둘째, 피부표면에 매끈함이 있어야 한다.
셋째, 피부가 부드럽고 탄력이 있어야 한다.
넷째, 피부에 광택과 생기가 있어야 한다.

이상과 같은 건강한 피부를 유지하기 위해서는 어떻게 해야 할까?

첫째, 아침저녁으로 세안을 하여 더러운 오염물질 등을 제거하여 피부가 원활하게 호흡할 수 있도록 해준다.
둘째, 수면은 피부에 영양과 산소를 공급해 주고 피부조직을 회복시켜 주며, 심신의 피로회복에 절대적으로 필요하므로 하루 8시간 정도의 수면을 취하도록 한다.
셋째, 과음·과식·과다한 흡연을 피한다. 이러한 것들은 피부를 까칠까칠하게 한다.
넷째, 편식을 피하고 필요한 칼로리를 충분히 섭취한다. 즉 단백질·지방·탄수화물·무기질·비타민·적당한 수분 등을 골고루 섭취해야 하며, 야채나 과일 등의 알칼리성 식품을 많이 섭취해야 한다.

다섯째, 과로·불면·영양의 불균형·변비·빈혈 등으로 얼굴색이 나빠질 수 있고 피부의 광택을 잃을 수 있으므로 매일 몸의 건강상태에 신경을 써야 한다.

여섯째, 걷기, 달리기, 허리 구부리기, 뻗기, 굽히기 등 적당한 운동으로 상쾌한 신체 상태를 유지하도록 한다.

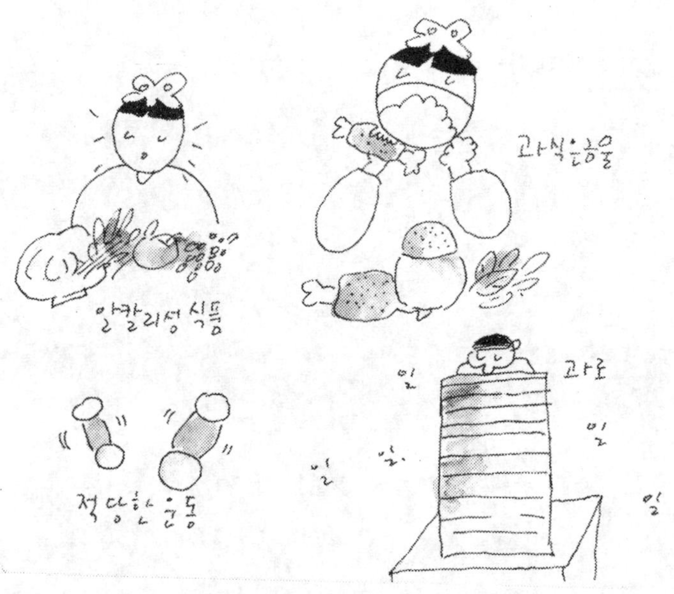

부　　록

피부병의 전래 민간요법
식초요법
소금요법
알레르기

피부병의 전래 민간요법

1) 습진

· 적당한 양의 고삼을 물로 걸게 달여서 그 약물로 환부를 씻는다.

· 습진에 삼백초의 뿌리 중에서 흰부분을 5~6cm 정도 잘라서 물에 담근 후 무우 잎으로 싸서 뜨거운 재 속에 묻었다가 물렁해진 다음 꺼내어 밥풀과 함께 으깨어 풀처럼 반죽하여 환부에 바른다. 또는 잎을 따서 소금으로 비벼서 나온 즙액을 환부에 발라도 좋다.

· 적당한 양의 오이덩굴을 불에 태워서 낸 가루를 참기름

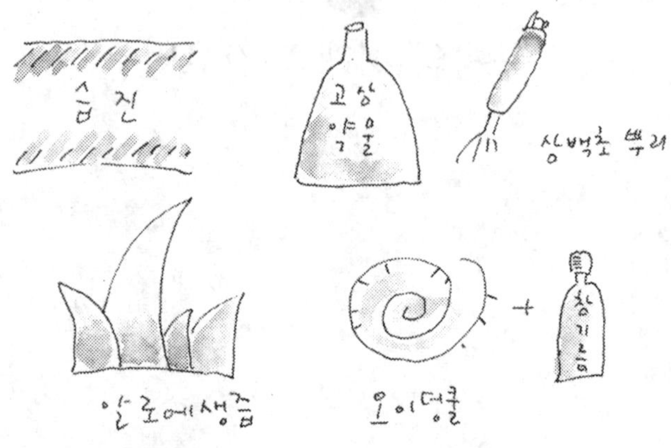

으로 개어 하루 세 번 환부에 바른다.
· 알로에의 생즙을 바르면 좋다.

2) 농가진(곪는 부스럼)

· 적당한 양의 행인을 기와 위에 놓고 거무스레하게 구워
낸 가루를 참기름에 개어 환부에 바른다.
· 적당한 양의 지골피를 노랗게 볶아 가루내어 참기름에
개어 환부에 바른다.

3) 땀띠

• 알로에 잎을 5cm 정도 잘라 가시를 버리고 깨끗이 씻어 껍질째 강판에 갈아 가제에 싸서 물이 스며나오게 하여 환부에 고루 바른다.

• 밀기울을 미지근한 물에 타서 그 물로 환부를 하루에 2~3번씩 씻어준다. 특히 어린이의 얼굴·목 등에 난 땀띠에 잘 듣는다.

• 오이의 생즙을 바르면 좋다.

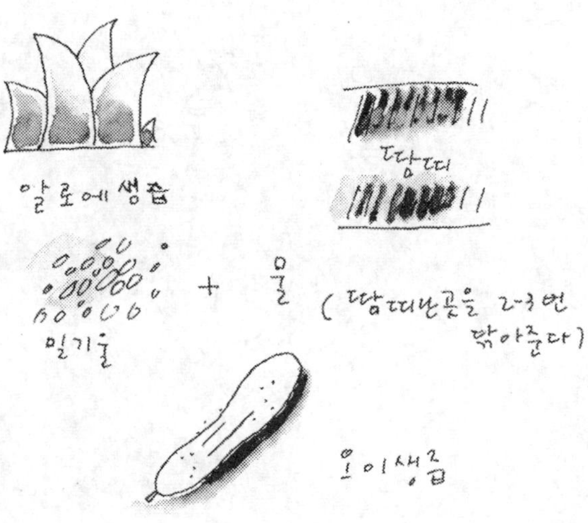

4) 티눈

• 대추를 종이 서너장 두께로 잘라 티눈에 붙이고 반창고를 붙여둔다. 이렇게 서너번 하면 빠진다.
• 소철잎을 밀폐한 질솥에 넣고 검게 구워 가루를 낸 다음 밥물과 섞어서 티눈에 붙이면 잘 빠진다.
• 먼저 티눈을 칼로 베고 봉선화꽃으로 자주 문지른다.
• 발바닥이나 발가락에 티눈이 생겨 아파서 걷기 힘들 때는 마늘을 짓찧어 티눈에 바른다.

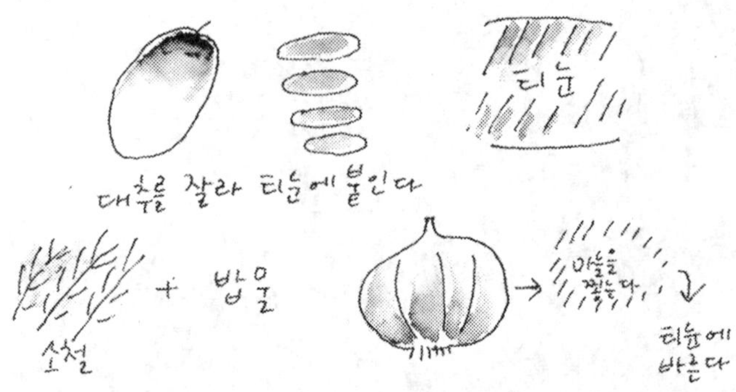

티눈 이외의 살에 닿지 않도록 주의해야 한다.

• 발바닥 티눈에 천궁의 뿌리를 공기가 들어가지 않게 봉한 그릇 속에서 숯처럼 태워 가루를 낸 다음 쌀풀로 개어 붙인다.

5) 버즘

• 애기똥풀을 진하게 달여서 환부를 씻거나 바른다.

• 도인 50 g, 무우 잎 100 g 을 짓찧어 얇은 천에 싸서 즙을 낸다. 그 즙을 하루에 2번씩 환부에 바른다.

• 질이 좋은 먹으로 먹을 갈아서 버즘에 바른다.

• 중닭이 낳은 계란껍데기를 태워 가루를 내어 하루에 2～3번 바른다.

• 미꾸라지를 약성분이 남게 태워 부드럽게 가루내어 반죽해서 환부에 붙인다.

• 범의 귀 날잎을 짜서 그 즙으로 아연화를 개어 환부에 문질러 바른다.

6) 주근깨

 • 오이로 아침저녁 얼굴을 마사지한다. 장기간 계속하면
주근깨가 없어지고 피부가 부드럽고 깨끗해진다.
 • 마른 복숭아꽃과 껍데기를 벗긴 호박씨를 같은 양으로
섞어 가루를 낸 다음 꿀에 개어 얼굴에 바른다.

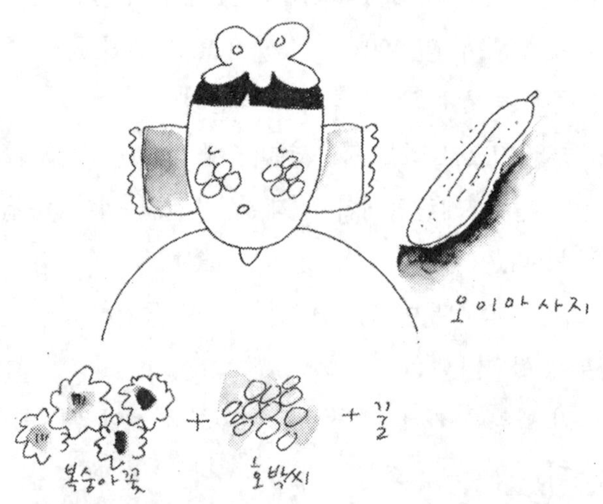

7) 비듬

• 검은 콩을 식초로 삶아 그 물로 머리 피부를 씻는다.

• 국화의 잎을 달인 물로 머리를 씻고 다시 맑은 물로 씻는
다.

• 뽕나무가지를 불에 태운 재로 잿물을 받아서 머리를 자
주 씻는다.

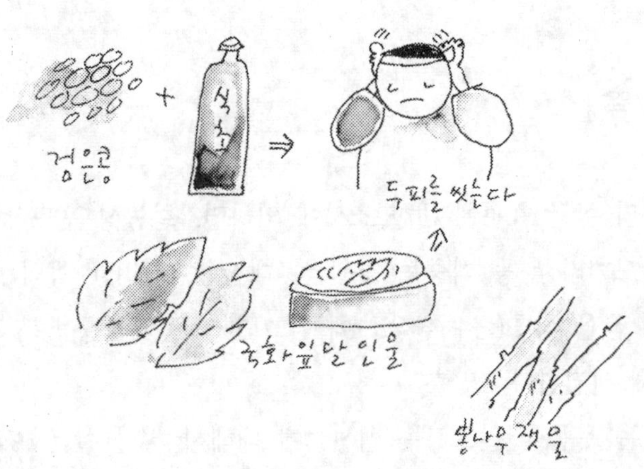

식초요법

1) 무좀

식초의 살균 효과에 대한 조사에 의하면, 화농성 포도상구균, 살모넬라균 등 식중독 병원균, 대장균, 적리균 등의 여러가지 균을 식초(순수 쌀식초)에 담그면 모든 균들은 5분 정도 후에 전멸한다.

식초는 무좀을 일으키는 백선균에 대해서 강한 살균 효과를 가지고 있는 것이다.

백선균 퇴치에는 균이 생존·발육하는 데 필요한 조건인 '영양·온도·pH' 중 하나 또는 모든 조건을 없애는 것이 중

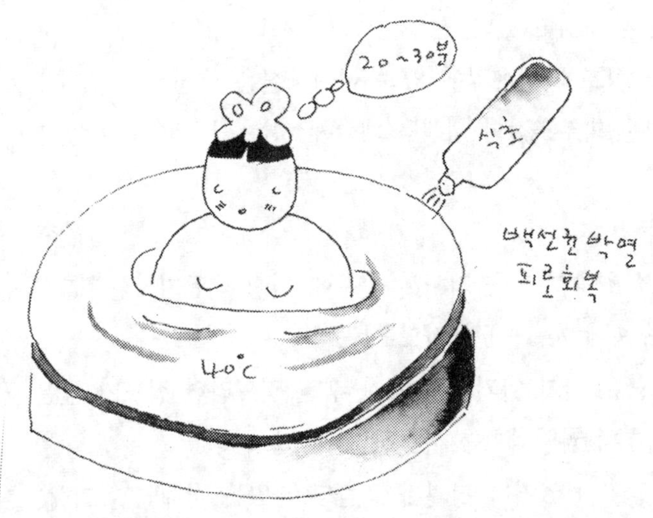

요하다. 식초는 그 중에서도 'pH'의 조절에 효과를 발휘한다.

pH라는 것은 산성도(알칼리 성도)를 나타내는 치수로 건강한 인간의 피부는 5에서 4.5의 약산성이 유지되고 있다.

이에 대해서 백선균이 활동할 수 있는 pH는 4.2에서 5.5이므로 무좀이 생긴 피부는 약간 알칼리성으로 기울어져 있는 셈이 된다.

식초, 그 중에서도 산도가 높은 현미식초 등의 곡물식초는 이 pH를 정상치로 돌려 놓아 무좀이 생식할 수 없도록 하는 기능을 가지고 있다.

또 식초에 함유되어 있는 아미노산은 백선균으로 인해 상처입은 피부조직의 재생을 빠르게 하는 작용도 하고 있다.

활용법

• 식초에 거즈를 적셔서 환부에 직접 대든가, 환부를 직접 식초 속에 20〜30분 정도 담근다.

• 붉은 기가 있거나 수포가 생긴 정도라면 산도가 높은 곡물식초나 과일식초를 사용한다.

• 출혈이 있거나 진피가 노출되어 있는 상태면 현미식초를 사용한다.

• 식초 목욕을 한다. 40℃ 이상의 욕조에 몸을 20〜30분 정도 담근다. 백선균을 박멸할 뿐만 아니라 피로 회복에도 아주 좋다.

• 무좀을 예방하려면 순수 쌀식초나 순수 현미식초를 매일 20〜30cc 정도씩 마시도록 한다.

2) 암내

　암내로 고민하고 있는 사람이 의외로 많다. 이런 사람은 특히 땀을 많이 흘리는 여름철이 되면 전철이나 버스에 타는 것조차 꺼려질 것이다.

　암내는 일명 액취라고도 하는데, 겨드랑이 아래에 있는 아포크린 선에서 분비된 땀이 세균에 의해 부패되면서 심한 악취를 풍기는 것이다.

　암내의 예방을 위해서는 무엇보다도 청결히 해야 한다. 그

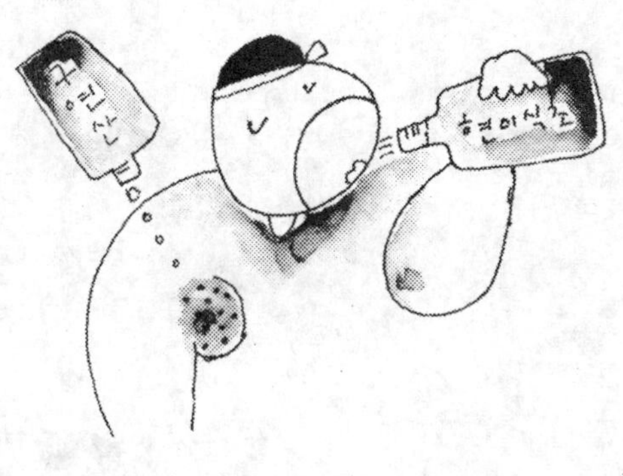

러나 보다 적극적인 치료법으로서 산도가 강한 현미식초나 구연산을 겨드랑이 밑에 바르는 방법이 있다. 세균을 억제하고 악취를 근본적으로 제거해 주는 방법인 것이다.

또한 식초를 자주 마심으로써 세균 발생을 억제하는 방법도 병행하는 것이 좋다.

3) 여드름

여드름은 각질이 피부 표면에 쌓여 모공을 막고, 또 비정상적인 피지가 과잉 분비되어 피부의 혈액순환이 잘 이루어

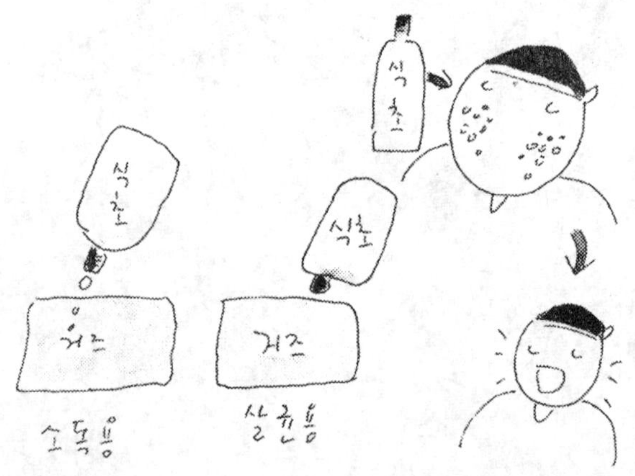

지지 않음으로써 생기는 것이다.

사춘기에는 호르몬의 불균형이나 변비 등에 의해 신진대사가 비정상적으로 이루어진다. 이것의 악화가 주원인이 된다.

또 이미 생긴 여드름을 더욱 악화시키는 것은 아크네 간균이라는 세균 때문이라고 한다.

여드름에 식초를 바르면 이 아크네 간균을 비롯한 화농균을 퇴치해 주고 피부 표면의 신진대사를 높여 준다.

식초는 살균작용과 더불어 균으로 인해서 파괴된 세포의 재생을 촉진하는 작용도 있다. 그래서 여드름 자국으로부터 피부를 보호해 준다.

두 장의 거즈에 식초를 떨구어 한 장으로는 소독하고, 또 한 장으로는 살균해 주는 2단계 방법을 쓰는 것이 좋다.

소금요법

1) 탈모증

정신적인 스트레스·불안 등이 원인이 되어 일어나는 피부병의 일종이다.

반드시 자연소금으로 해야 한다.

염화나트륨이 주성분인 화학소금은 조미료일 뿐이다. 자연소금에는 염화칼륨을 비롯해 우리 몸에 이로운 미네랄 성분이 풍부하게 함유되어 있다.

• 머리를 깨끗이 세척한다.

• 차 숟가락 1개 정도의 소금을 두피에서부터 머리카락에 이르기까지 골고루 뿌린다.

• 손가락 끝으로 부드럽게 마사지하듯 소금의 입자를 녹여 간다. 손톱으로 하면 두피에 상처가 날 염려가 있다.

• 따뜻한 물로 남은 소금과 분비된 땀, 신체의 지방분을 깨끗이 씻어낸다.

• 모발 건조기인 드라이어를 사용하지 않는다.

2) 티눈

인간의 신체에는 에너지 통로라고 할 수 있는 14개의 경로가 있다. "발은 건강의 척도"라는 옛말이 있듯 그 경로 하나하나가 우리 신체의 내장과 밀접히 관련되어 있다고 한다.

발에 티눈이 생겼다거나 굳은 살 등은 신체에 이상이 있다는 신호인 것이다. 이때 소금을 이용한다.

활용법

자연소금으로 티눈이 생긴 부위를 중심으로 그 주위를 문지른다. 이러한 방법으로 1~2개월 꾸준히 하면 없어진다.

3) 손·발 습진

활용법

목욕할 때 욕탕에 들어가서 신체와 손을 따뜻하게 한다.

· 자연소금을 발라주듯이 묻혀 가볍게 문지른다.

· 다시 따뜻한 물로 씻어낸다. 이러한 방법을 20일 이상하
면 완치된다.

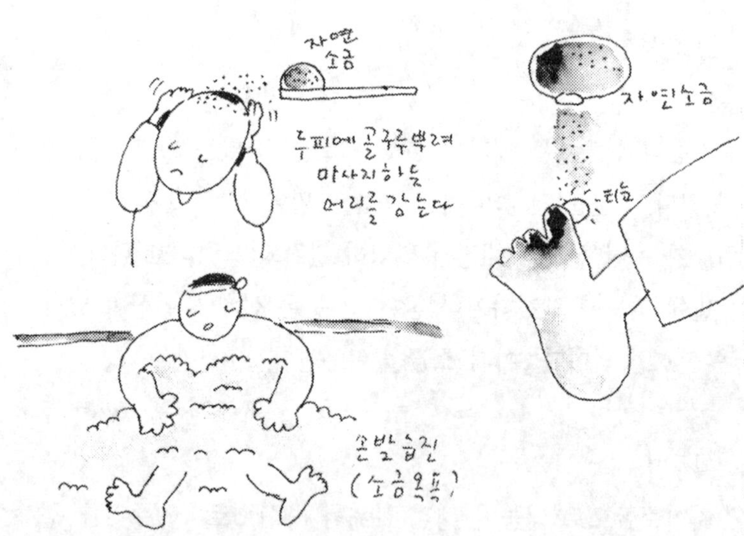

알레르기

알레르기를 알기 위해서는 먼저 면역현상에 대해 알아야 한다.

면역현상은 생체에 이물질이 침투한 것을 배제하려는 항상성(恒常性)을 유지하려는 기구로서 면역질환은 면역기구에 이상이 생겨 면역기능 장애를 일으키는 면역부전증(免役不全症)과 생체 내에서 불리한 면역반응으로 인하여 기능장애를 일으키는 과민반응증(過敏反應症)으로 크게 나눌 수 있는데, 여기에서의 알레르기는 과민반응증에 해당된다.

알레르기란 외부로부터 자신에게 맞지 않은 어떤 이물질이 체내로 들어 왔을 때 보통 사람들은 정상적인 반응을 보이는데 반해 알레르기 체질을 가진 사람은 체내로 들어온 그 물질이 자신을 공격하고 해치려 한다고 잘못 인식하여 몰아내려고 싸움을 벌이는 과정에서 심한 발진과 열감, 작열감, 소양증을 일으키는 것이다. 그 외에 알레르기성 비염, 알레르기성 천식도 여기에 해당된다고 볼 수 있다.

현대에는 공기오염이 심해지고 아파트의 밀폐된 공간, 흙을 쉽게 접할 수 없는 조건, 자연식품보다는 기하급수적으로 늘어나는 인스턴트 식품 의존도 등 여러가지 면역체계뿐만 아니라 피부 및 점막에 나쁜 영향을 미치는 요인들이 우리 주위를 감싸고 있다.

어떤 사람은 돼지고기를 조금 먹거나, 계란, 옻닭, 등푸른 생선, 그 외에 집안에 있는 먼지나 진드기 등으로 인해 천식, 발작을 일으키거나 전신을 발칵 뒤집어 놓기도 한다.

특히 꽃가루가 날리는 때가 되면 재채기, 콧물감기가 끊이지 않는 알레르기 비염환자가 늘어나는 추세이다.

이와 같이 어떤 자극에 대해 과민반응을 일으키는 것을 알레르기라고 한다.

좀더 구체적으로는 항원 항체 반응을 일으킬 때 몸에 유리하게 작용하여 병으로부터 지켜주는 것을 면역이라 하고 반대로 불리하게 작용해 병적인 증상을 일으키는 것을 알레르기라고 이해하면 된다.

알레르기로 나타날 수 있는 질환

1) 아토피 피부염

피부를 크게는 표피와 진피로 나눌 수 있는데, 진피 속에 모세혈관과 신경세포, 땀샘, 지방샘 같은 피부 부속기관들이 존재한다.

이러한 부속기관들이 다른 사람에 비해 취약하거나 정상에서 벗어나 있을 때 어떤 자극이 오면 민감하게 반응하여 소양감, 발적, 작열감 등이 나타나는데 이를 아토피라 한다.

본인이 경험한 바로는 아토피는 일반적인 알레르기와는 구분되어져야 한다.

알레르기에는 알레르겐이 있어 그 물질에 의해 항원 항체 반응으로 일어나는 결과인데, 아토피에 있어서는 그 알레르기를 일으키는 원인 물질이 뚜렷하지 않은데도 불구하고 가려움증이 심하게 나타나는 것이 특징이다. 그래서 알레르기원(原)을 찾기보다는 피부 모세혈관을 강화시키고 자극을 주는 근본 원인을 열이라 보고 그 열을 없애는 방향으로 치료를 했을 때 높은 치료율을 나타내는 것을 알 수 있다.

다만 스테로이드 성분의 연고, 복용, 주사를 장기 사용하여 진피층이 매우 얇아져 있고 위축되어 손상도가 지나칠 경우에는 치료기간이 장기화되고 가역적으로 완전히 회복시키지 못하는 경우도 있을 수 있다. 또 특정 물질에 노출, 접촉, 흡입했을 때 나타나는 전형적인 알레르기가 뚜렷이 있을 때는 피부 자체의 직접적인 문제가 아니기 때문에 피부 상태를 개선시켰음에도 불구하고 완화 속도가 떨어지는 경우가 있는데 이는 전형적인 알레르기라 판단하고 이 때는 철저한 알레르기원(原)의 차단이 가장 좋은 치유를 돕는 방법이다. 또 이 알레르기의 증상이 주로 피부를 통해 나타나기 때문에 피부 상태의 조건을 최적의 상태로 만들어 주면 피부 손상 없이 증상의 완화를 시켜 줄 수 있는 것이다.

실제로 아토피 환자의 10~20명당 1명 꼴은 확실한 알레르기 반응을 가지고 있어 이 환자들은 위와 같은 상황을 좀더 구체적으로 설명하여 완화를 목적으로 투약하게 된다.

이 알레르기에 앞장에서 이미 언급한 아토피에 대한 내용을 첨부하는 이유는 일반적으로 아토피를 알레르기에 포함하여 설명하는 경우가 많고 또한 피부질환 중 가장 많은 환자수를 가지기 때문이다.

결론적으로 아토피는 피부를 강하게 만들어주고 자극인 열을 줄여주는 것이 치료의 관건이라 할 수 있다.

2) 두드러기

두드러기는 반복적으로 나타나는 기간이 6주 이상이면 만성이
고 그 이하면 급성 두드러기로 판단한다.

급성 두드러기는 갑자기 나타났다가 1주일 이내에 없어지는
경우가 대부분이고 주로 음식물에 의한 알레르기로 오는 경우가
많다.

이것은 시간이 지나면 체내에서 분해되거나 체외로 배설되므
로 증상이 나타난 기간 내의 고통이 문제이지 심각한 것은 아니
다. 실제로 고생하는 것은 만성 두드러기로서, 오랜 기간을 끌며
환자를 괴롭히게 되는데 현대인에게 많이 나타나는 질환중 하나
이다.

오랜 동안의 과로나 스트레스, 음주, 불규칙한 생활이 지속되
면 어느 날 갑자기 가려움증과 발진, 팽진으로 나타나는 경우가
많은데 본인의 경험으로는 오장육부의 기능저하, 특히 장상태의
불량, 간 기능 저하, 신 기능 저하 등으로 인해 만성 두드러기가
나타나는 경우가 흔하다. 이럴 경우에는 한방으로 치유하거나
생약효소를 발라 민감한 피부를 강하게 만들어주고 또한 환자
본인의 나쁜 생활습관을 고치도록 하여 치유한다.

3) 알레르기성 비염

알레르기성 비염은 계절적으로 봄, 겨울에 나타나는 계절성 알레르기와 일년 내내 증상을 호소하는 통년성 알레르기로 나눈다.

환절기만 되면 개인에 따라서는 일년 내내 맑은 콧물을 흘리면서 재채기를 수없이 하는 경우와 코가 막혀서 고생을 하는 사람이 있다.

알레르기성 비염은 호흡 중에 콧속으로 흡입된 특정한 이물질에 대해 콧속의 점막에서 일어나는 일련의 면역학적 반응으로 콧물, 눈물, 재채기, 가려움증, 코막힘 등이 나타나는 질환이다. 이는 집먼지나 집먼지 진드기, 곰팡이 등이 원인이 되고 차가운 공기에 의한 자극 반응으로도 나타나기도 한다.

어떤 사람은 일년 내내 감기가 잘 낫지 않는다고 하는데 이런 경우 알레르기성인 경우가 대부분이다.

발병은 어느 연령에서도 가능하지만 소아나 청소년기에 흔히 발생하며 20세 이하에서는 남성, 20세 이상에서는 여성에서 많고 50대 이상이 되면서 점차 감소하는 경향이다.

아파트에 사는 어린이들에게서 이 질환을 많이 보게 되는데 밀폐된 공간에서의 난방, 카펫이나 커튼에 붙은 먼지, 식생활의 서구화, 인스턴트 식품의 과다 섭취 등이 원인이 된다.

가장 중요한 치료원칙은 알레르기원(原)인 원인 물질을 차단하는 것이다.

집안의 먼지가 원인이 된 경우에는 청소를 깨끗이 하여 먼지를 없애고 너무 습하지 않게 함으로써 진드기나 곰팡이 등의 알레르기 유발인자를 줄이는 것이 중요하고 가습기 등의 사용은 절대로 금하는 것이 좋다.

또한 주된 진드기의 원천인 카펫은 사용하지 않는 것이 좋고, 침대 매트리스나 깔고 자는 이부자리와 베개 등은 진드기가 통과하지 못하는 특수한 커버로 싸는 것이 진드기와의 접촉을 줄일 수 있는 가장 좋은 방법이다.

실제로 어느 단체에서 조사한 통계에 의하면 알레르기성 비염을 가지고 있는 환자들의 약 80%는 집먼지 진드기에서 과민성을 가지며, 바퀴벌레, 고양이나 개의 털 또는 쑥 등의 꽃가루에 과민반응을 보이는 사람이 각각 10% 정도를 차지하는 것으로 보아 국내의 알레르기 환자들의 대부분은 실내에 있는 바퀴벌레나 집먼지 진드기 등의 알레르기 항원을 코로 흡입하게 되어 알레르기성 비염증세가 나타난다고 해도 과언이 아니다. 또한 많은 환자에서는 이와 동시에 눈 가려움증이나 충혈, 눈물 등을 같이 호소하는 경우가 있으며 30%의 환자에서는 기관지 천식을 동반하기도 한다.

애완동물에 대한 알레르기를 가진 사람은 개나 고양이와 같은 애완동물을 집안에서 기르지 않는 것이 무엇보다 중요하다. 바퀴벌레 알레르기가 있는 경우에는 주방이나 식당의 음식물 관리를 잘 해야 하며 바퀴벌레의 약을 사용해 효과를 볼 수 있다.

곰팡이 제거를 위해서는 곰팡이가 많은 곳을 통풍이 잘 되도록 하여 방습처리를 충분히 하고 수시로 청소를 하여야 한다.

그런데 가장 문제가 되는 것은 대기 중에 떠도는 항원이다.

이것은 특정 계절에 급격히 늘어나고 심해진다. 따라서 이때가 되면 마스크를 하거나 나갔다 들어오면 샤워를 하는 등 방어수단을 높이는 것이 최상의 방책일 수 있고, 한방 개념으로는 환자마다 다 같은 원리로 적용되는 것은 아니지만 폐한(肺寒)이 원인이 된다고 보고 폐(肺)를 따뜻하게 하고 한(寒)을 물리치는 온폐산한(溫肺散寒)을 기본으로 삼아야 한다.

양방적인 방법으로는 대증요법을 통해 일시적인 증상의 개선 효과를 기대 할 수 있으나 근본적인 체질개선이 필요하다.

4) 알레르기성 천식

천식발작은 기관지가 어떤 알레르기원(原)의 원인으로 인하여 과민반응을 일으킴으로써 기관지가 수축되어 기침과 호흡곤란으로 산소공급이 부족하면서 가슴이 답답한 것을 느끼고 호흡곤란을 느끼게 되는 것이다.

내쉬는 숨이 길어지며 색색거리는 숨소리와 휘파람 같은 호흡이 특징이다. 발작이 심하고 오래 지속되면 어깨가 올라가 있고 가슴은 지나치게 팽창되며 어린아이는 구부리고 앉은 자세를 흔히 취하려 한다.

기관지를 자극하여 천식을 유발시킬 수 있는 물질은 식물의 꽃가루, 곰팡이, 집먼지, 동물의 털 등을 들 수 있고 추위, 화학물질, 운동, 감정 등 여러가지 비특이성 자극이 천식을 유발하거나 악화시키는 요인으로 작용할 수 있다.

천식의 치료원칙은 기관지를 확장시켜 주고 충분한 수분공급과 진정을 시키는데 있다.

들여 마시는 공기의 습도를 올려 주는 것이 도움이 되는 것은 기관지 분비물을 묽게 해주는데 거담제를 사용하는 것보다 오히려 더 효과적인 거담작용을 한다.

모직물이나 털이 많이 달린 카펫은 쓰지 않는 것이 바람직하며 벽과 창문의 장식은 먼지를 털기 쉽게 되어 있어야 한다.

깃털로 속을 채우거나, 털로 덮이거나, 모피로 덮인 장난감은 치우도록 하고 강아지나 고양이 같은 동물을 집에서 기르지 않

도록 하며 청소기로 자주 마룻바닥의 먼지를 없애고 닦아줌으로
써 먼지의 양을 줄여야 된다.

부모의 직업이 알레르기성 질환에 관계되어 있어 천식을 악화
시키는 경우도 있는데, 예를 들면 빵 굽는 사람이나 제분업자들
은 밀가루, 먼지, 곰팡이, 진드기 등을 옮기며, 털을 취급하는 사
람도 먼지를 옮길 수 있다.

이와 같은 점을 고려하여 알레르기를 치료할 때는 약을 처방하
는 것보다 알레르기 항원의 흡입에 의하여 일어나는 병임을 인
식하는 것이 더 중요하다.

알레르기 항원과의 접촉이 제거되지 않는 한 어떠한 약도 완벽
한 효과를 기대할 수 없기 때문이다.

따라서 환자나 의료서비스 제공자 모두가 이러한 문제를 깊이
인식하고 알레르기 항원으로부터 환자의 노출을 줄이는 데에 모
든 노력을 기울여야 할 것이다.

가림출판사 · 가림M&B · 가림Let's에서 나온 책들

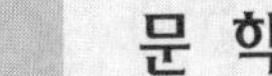

문 학

바늘구멍
켄 폴리트 지음 · 홍영의 옮김

미국 추리작가 협회의 최우수 장편상을 받은 초유의 베스트 셀러로 전쟁을 통한 두뇌싸움을 치밀하고 밀도 있게 그려낸 추리소설. 신국판 / 342쪽 / 5,300원

레베카의 열쇠
켄 폴리트 지음 · 손연숙 옮김

최고의 모험, 폭력, 음모 그리고 미국적인 열정 속에 담긴 두 남녀의 사랑이야기를 독자들의 상상을 뒤엎는 확실한 긴장감으로 마지막까지 흥미진진한 켄 폴리트의 장편 추리소설.
신국판 / 492쪽 / 6,800원

암병선
니시무라 쥬코 지음 · 홍영의 옮김

암병선을 무대로 인간생명의 존엄성을 지키기 위해 불의와 맞서는 시라도리 선장의 꿋꿋한 의지와 애절한 암환자들의 심리가 생생하게 묘사된 근래 보기드문 걸작. 신국판 / 300쪽 / 4,800원

첫키스한 얘기 말해도 될까
김정미 외 7명 지음

이 시대의 젊은 작가 8명이 가슴속 깊이 간직했던 나만의 소중한 이야기를 살짝 털어놓은 상큼한 비밀 이야기.
신국판 / 228쪽 / 4,000원

사미인곡 上 · 中 · 下
김충호 지음

파란만장한 일생을 보낸 정철의 생애를 통해 난세를 살아가는 우리에게 삶의 지혜와 기쁨을 선사하는 대하 역사 소설.
신국판 / 각 권 5,000원

이내의 끝자리
박수완 스님 지음

앞만 보고 살아가는 우리에게 자신을 뒤돌아볼 수 있는 여유를 갖게 해주는 승려시인의 가슴을 울리는 주옥 같은 시집.
국판변형 / 132쪽 / 3,000원

너는 왜 나에게 다가서야 했는지
김충호 지음

세상에 대한 사랑의 아픔, 그리움, 영혼에 대한 고뇌를 달래야 했던 시인이 살아 있는 영혼을 지닌 이들에게 전하는 사랑의 메시지. 국판변형 / 124쪽 / 3,000원

세계의 명언
편집부 엮음

위인이나 유명인들의 글, 연설문 혹은 각 나라에서 전해져 오는 속담을 통하여 지난날을 되새겨보는 백과전서로서, 오늘을 반성하는 교과서로서, 그리고 미래를 설계하는 참고서로서 역할을 해줄 것이다. 신국판 / 322쪽 / 5,000원

여자가 알아야 할 101가지 지혜
제인 아서 엮음 · 지창국 옮김

남녀가 함께 살면서 경험으로 터득한 의미심장하면서도 재미있는 조언들을 발췌한 내용으로 독신의 삶을 청산하려는 이들이 알아야 할 유용하고 상상력 풍부한 힌트로 가득찬 감동의 메시지이다. 4 · 6판 / 132쪽 / 5,000원

현명한 사람이 읽는 지혜로운 이야기
이정민 엮음

현대를 살아가는 우리들에게 삶의 가치를 부여해주고 자기 성찰의 기회를 갖게 해준다. 신국판 / 236쪽 / 6,500원

성공적인 표정이 당신을 바꾼다
마츠오 도오루 지음 · 홍영의 옮김

자신뿐만 아니라 주위 사람들의 마이너스 사고를 플러스 사고로 바꾸어서 사람의 마음을 움직이며, 그리고 사람의 마음에 남는 최고의 웃는 얼굴을 만드는 비법 총망라!
신국판 / 240쪽 / 7,500원

태양의 법
오오카와 류우호오 지음 · 민병수 옮김

불법 진리 사상의 윤곽과 그 목적 · 사명을 명백히 함으로써 한 사람 한사람의 인간이 깨달음을 추구하고 영적으로 깨우치기 위한 명확한 방향을 제시하였다. 신국판 / 246쪽 / 8,500원

영원의 법
오오카와 류우호오 지음 · 민병수 옮김

일찍이 설해졌던 적도 없고 앞으로도 설해지지 않을 구원의 진리를 한 권의 책에 이론적 형태로 응축한 기본 삼법의 완결편.
신국판 / 240쪽 / 8,000원

옛 사람들의 재치와 웃음
강형중 · 김경익 편저

옛 사람들의 재치와 해학을 통해 한문의 묘미를 터득하고 한자를 재미있게 배우며 유머감각까지 높일 수 있는 일석삼조의 효과 만점. 신국판 / 316쪽 / 8,000원

지혜의 쉼터
쇼펜하우어 지음 · 김충호 엮음

쇼펜하우어의 철학체계를 통하여 풍요로운 삶의 지혜를 얻고 기쁨을 얻을 수 있도록 꾸며 놓은 철학이야기.
4 · 6판 양장본 / 160쪽 / 4,300원

헤세가 너에게
헤르만 헤세 지음 · 홍영의 엮음

순수한 애정과 자유를 갈구하는 헤세의 아름다운 세상을 통한 깨끗한 정신세계를 공유할 수 있는 기회를 제공.
4 · 6판 양장본 / 144쪽 / 4,500원

사랑보다 소중한 삶의 의미
크리슈나무르티 지음 · 최윤영 엮음

금세기 최고의 사상가이자 철학자인 크리슈나무르티가 인간의
정신적 사고의 구조와 본질을 규명하여 인간의 삶에 대한 가장
완벽한 해답을 제시.　신국판 / 180쪽 / 4,000원

장자-어찌하여 알 속에 털이 있다 하는가
홍영의 엮음

동양 사상의 저변에 흐르고 있는 자연에의 경외감을 유감없이
표현한 장자를 통하여 인간 본연의 자세로 돌아가 나를 돌아보
는 계기를 만들어 주는 책.　4 · 6판 / 180쪽 / 4,000원

논어-배우고 때로 익히면 즐겁지 아니한가
신도희 엮음

인간에게 필요불가결한 윤리와 도덕생활의 교훈들을 평이한
문체로 광범위하게 집약한 논어의 모든 것!!
4 · 6판 / 180쪽 / 4,000원

맹자-가까이 있는데 어찌 먼 데서 구하려 하는가
홍영의 엮음

반성과 자책을 통해 잃어버린 양심을 수습하고 선으로 복귀할
것을 천명하는 맹자 사상의 집대성!!　4 · 6판 / 180쪽 / 4,000원

건 강

식초건강요법
건강식품연구회 엮음 · 신재용(해성한의원 원장) 감수

가장 쉽게 구할 수 있고 경제적인 식품이면서 상상할 수 없을
정도로 뛰어난 약효를 지닌 식초의 모든 것을 담은 건강지침
서!　신국판 / 224쪽 / 6,000원

아름다운 피부미용법
이순희(한독피부미용학원 원장) 지음

피부조직에 대한 기초 이론과 우리 몸의 생리를 알려줌으로써
아름다운 피부, 젊은 피부를 오래 유지할 수 있는 비결 제시!
신국판 / 296쪽 / 6,000원

버섯건강요법
김병각 외 6명 지음

종양 억제율 100%에 가까운 96.7%를 나타내는 기적의 약용버
섯 등 신비의 버섯을 통하여 암을 치료하고 비만, 당뇨, 고혈
압, 동맥경화 등 각종 성인병 예방을 위한 생활 건강 지침서!
신국판 / 286쪽 / 8,000원

성인병과 암을 정복하는 유기게르마늄
이상현 편저 · 캬오 샤오이 감수

최근 들어 각광을 받고 있는 새로운 치료제인 유기게르마늄을
통한 성인병, 각종 암의 치료에 대해 상세히 소개.
신국판 / 312쪽 / 9,000원

난치성 피부병
생약효소연구원 지음

현대의학으로도 치유불가능했던 난치성 피부병인 건선 · 아토
피(태열)의 완치요법이 수록된 건강 지침서.
신국판 / 232쪽 / 7,500원

新 방약합편
정도명 편역

약물의 성질과 효능을 쉽게 꾸며 놓아 자신의 병을 알고 증세
에 맞춰 스스로 처방을 할 수 있는 가정 한방 주치의 역할을 해
준다. 증상과 처방에 따라 가정에서 조제할 수 있는 보약 506
가지 수록.　신국판 / 416쪽 / 15,000원

자연치료의학
오홍근(신경정신과 의학박사 · 자연의학박사) 지음

대한민국 최초의 자연의학박사가 밝힌 신비의 자연치료의학으
로 자연산물을 이용하여 부작용 없이 치료하는 건강 생활 비법
공개!!　신국판 / 472쪽 / 15,000원

약초의 활용과 가정한방
이인성 지음

현대과학이 밝혀낸 약초의 신비와 활용방법을 수록하여 가정
에서도 주변의 흔한 식물과 약초를 활용하여 각종 질병을 간편
하게 예방 · 치료할 수 있는 비법제시.　신국판 / 384쪽 / 8,500원

역전의학
이시하라 유미 지음 · 유태종 감수

일반상식으로 알고 있는 건강상식에 대해 전혀 새로운 관점에
서 비판하고 아울러 새로운 방법들을 제시한 건강 혁명 서적!!
신국판 / 286쪽 / 8,500원

이순희식 순수피부미용법
이순희(한독피부미용학원 원장) 지음

자신의 피부에 맞는 관리법으로 스스로 피부관리를 할 수 있는
방법을 제시하고 책 속 부록으로 천연팩 재료 사전과 피부 타
입별 팩 고르기.　신국판 / 304쪽 / 7,000원

21세기 당뇨병 예방과 치료법
이현철(연세대 의대 내과 교수) 지음

세계 최초 유전자 치료법을 개발한 저자가 당뇨병과 대항하여
가장 확실하게 이길 수 있는 당뇨병에 대한 올바른 이론과 발
병시 대처 방법을 상세히 수록!　신국판 / 360쪽 / 9,500원

신재용의 민의학 동의보감
신재용(해성한의원 원장) 지음

주변의 흔한 먹거리를 이용하여 신비의 명약이나 보약으로 활
용할 수 있는 건강 지침서로서 저자가 TV나 라디오에서 다 밝
히지 못한 한방 및 민간요법까지 상세히 수록!!
신국판 / 476쪽 / 10,000원

치매 알면 치매 이긴다
배오성(백상한방병원 원장) 지음

자연의 생기를 빨아들이면서 마음을 다스리는 B.O.S.요법으로
뇌세포의 기능을 활성화시키고 엔돌핀의 분비효과를 극대화시
켜 증상에 맞는 한약 처방을 병행하여 치매를 치유하는 획기적
인 치유법 제시.　신국판 / 312쪽 / 10,000원

21세기 건강혁명 밥상 위의 보약 생식
최경순 지음

항암식품으로, 다이어트식으로, 젊고 탄력적인 피부를 유지할
수 있게 해주는 자연식으로의 생식을 소개하여 현대인들의 건
강 길라잡이가 되도록 하였다.　신국판 / 348쪽 / 9,800원

기치유와 기공수련
윤한홍(기치유 연구회 회장) 지음

기 수련을 통해 길러지는 기치유는 누구나 노력만 하면 개발할
수 있고 활용할 수 있는 능력임을 강조하는 저자가 기 수련 방

법과 기치유 개발 방법을 자세하게 소개하고 있다.
신국판 / 340쪽 / 12,000원

만병의 근원 스트레스 원인과 퇴치
김지혁(김지혁한의원 원장) 지음

현대를 살아가는 사람들에게 스트레스는 피할 수 없는 존재.
만병의 근원인 스트레스를 속속들이 파헤치고 예방법까지 속
시원하게 제시!! 신국판 / 324쪽 / 9,500원

김종성 박사의 뇌졸중 119
김종성 지음

우리나라 사망원인 1위. 뇌졸중 분야의 최고 권위자인 저자가
일상생활에서의 건강관리부터 환자간호에 이르기까지 뇌졸중
의 예방, 치료법 등 모든 것 수록. 신국판 / 356쪽 / 12,000원

탈모 예방과 모발 클리닉
장정훈 · 전재홍 지음

미용적인 측면과 우리가 일상적으로 고민하고 궁금해 하는 털
에 관한 내용들을 저자들의 치료 경험을 토대로 다양하고 재미
있게 예들을 들어가면서 흥미롭게 풀어간 것이 이 책의 특징.
신국판 / 252쪽 / 8,000원

구태규의 100% 성공 다이어트
구태규 지음

하이틴 영화배우의 다이어트 체험서.
저자만의 다이어트법을 제시하면서 바람직한 다이어트에 대해
서도 알려준다. 건강하게 날씬해지고 싶은 사람들을 위한 필독
서! 4 · 6배판 변형 / 240쪽 / 9,900원

암 예방과 치료법
이춘기 지음

암환자와 가족들을 위해서 암의 치료방법에서부터 합병증의
예방 및 암이 생기기 전에 알 수 있는 방법에 이르기까지 상세
하게 해설해 놓은 책. 신국판 / 296쪽 / 11,000원

알기 쉬운 위장병 예방과 치료법
민영일 지음

소화기관인 위와 관련 기관들의 여러 질환을 발병 원인, 증상,
치료법을 중심으로 알기 쉽게 해설해 놓은 건강서.
속이 쓰리거나 음식을 삼킬 때 가슴이 막히는 증상 때문에 걱
정이 되는 독자들은 이 책으로 근심을 한 방에 날려버릴 수 있
다. 신국판 / 328쪽 / 9,900원

이온 체내혁명
노보루 야마노이 지음 · 김병관 옮김

음이온의 생성, 음이온이 많은 환경, 음이온이 건강에 미치는
영향 등을 구체적인 실험사례를 들어가면서 설명한 신개념의
건강서. 새로운 건강관리 이론으로 주목을 받고 있는 음이온을
통해 건강을 돌볼 수 있는 방법 제시. 신국판 / 272쪽 / 9,500원

어혈과 사혈요법
정지천 지음

침과 부항요법 등을 사용하여 피를 맑게 함으로써 모든 질병을
다스릴 수 방법과 우리 주변에서 흔하게 접할 수 있는 각 질병
의 상황별 처치를 혈자리 그림과 함께 상세하고 쉽게 해설.
신국판 / 308쪽 / 12,000원

약손 경락마사지로 건강미인 만들기
고정환 지음

경락과 민족 고유의 정신 약손을 결합시킨 약손 성형경락 마사
지로 수술하지 않고도 자신이 원하는 부위를 고치는 방법을 제
시하는 건강 미용서. 4×6배판 변형 / 284쪽 / 15,000원

교 육

우리 교육의 창조적 백색혁명
원상기 지음

자라나는 새싹들이 기본적인 지식과 사고를 종합적 · 창조적으
로 발전시켜 창조적인 사고능력을 배양할 수 있도록 한 교육지
침서. 신국판 / 206쪽 / 6,000원

육아아이디어 263
생활컨설턴트그룹 엮음 · 한양심 옮김

세상에서 가장 예쁘고 소중한 우리 아기에게 언제나 여유로우
면서도 무슨 일이든 척척 처리하는 현명한 신세대 엄마가 되기
위한 최신 육아 정보 수록! 신국판 / 318쪽 / 6,000원

현대생활과 체육
조창남 외 5명 공저

건강의 개념 및 체력의 개요를 비롯한 각종 현대병의 원인과
예방 및 운동요법에 대한 이론과 요즘 각광받는 골프 · 스키 ·
볼링 등의 레저스포츠 총망라한 생활체육 총서.
신국판 / 340쪽 / 10,000원

퍼펙트 MBA
IAE유학네트 지음

기존의 관련 도서들과는 달리 Top MBA로 가는 길을 상세하
고 완벽하게 수록. 톱 MBA를 꿈꾸는 지원자들에게 가장 완벽
하고 충실한 최신 정보 제공.
신국판 / 400쪽 / 12,000원

유학길라잡이 Ⅰ -미국편
IAE유학네트 지음

미국의 교육제도 및 유학을 가기 위해서 준비해야 할 절차, 미
국 현지 생활 정보, 최신 비자정보 등을 한눈에 볼 수 있는 유
학길잡이. 4 · 6배판 / 372쪽 / 13,900원

유학길라잡이 Ⅱ - 4개국편
IAE유학네트 지음

영어권 국가인 영국 · 캐나다 · 호주 · 뉴질랜드의 현지 정보 ·
교육제도 및 각 국가별 학교의 특화된 교육내용 완전 수록!!
4 · 6배판 / 348쪽 / 13,900원

조기유학길라잡이.com
IAE유학네트 지음

영어권으로 나이 어린 자녀를 유학보내기 위해 준비중인 학부
모 및 준비생들이 반드시 읽어야 할 필독서!!
영어권 나라의 교육제도 및 학교별 데이터를 완벽하게 수록하
여 유학정보서의 질을 한 단계 상승시킨 결정판!!
4 · 6배판 / 428쪽 / 15,000원

현대인의 건강생활
박상호 외 5명 공저

현대인들의 건강한 삶을 위한 사회체육의 중요성을 강조. 건강
과 체력 증진을 위한 기본상식, 노인과 건강 등 이론과 스쿼
시 · 스키 · 윈드 서핑 등 레저스포츠 등의 실기편으로 이루어
진 알찬 내용 수록. 4 · 6배판 / 268쪽 / 15,000원

천재아이로 키우는 두뇌훈련
나카마츠 요시로 지음 · 민병수 옮김

화이트 브레인을 발달시켜야 머리가 좋은 아이가 된다. 머리가

좋은 아이로 키우기 위한 환경 만들기, 식사, 운동 등 연령별
두뇌 훈련법 소개. 국판 / 288쪽 / 9,500원

두뇌혁명
나카마츠 요시로 지음 · 민병수 옮김

『뇌내혁명』 하루야마 시게오의 추천작!!
어른들을 위한 두뇌 개발서로, 풍요로운 인생을 만들기 위한
'뇌' 와 '몸' 자극법 제시. 4 · 6판 양장본 / 288쪽 / 12,000원

취미 · 실용

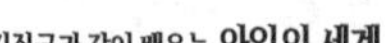

김진국과 같이 배우는 와인의 세계
김진국 지음

포도주 역사에서 분류, 원료 포도의 종류와 재배, 양조 · 숙
성 · 저장, 시음법, 어울리는 요리에 이르기까지 일반인의 관심
사와 함께 와인의 유통과 소비, 와인 시장의 현황과 전망 등 산
업적 부분까지 다루었다.
특히 와인소매점과 레스토랑 종사자들을 겨냥, 와인 판매 요
령, 와인의 보관과 재고의 회전뿐만 아니라 고객에게 와인을
권하고 추천할 수 있는 능력, '와인 양조 비밀의 모든 것'을 동
영상으로 제작한 CD까지, 와인의 모든 것이 담긴 종합학습서.
국배판 변형양장본(올 컬러판) / 208쪽 / 30,000원

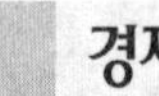

경제 · 경영

CEO가 될 수 있는 성공법칙 101가지
김승룡 편역

미래의 CEO를 위한 획기적인 경영실용서로서 또 한 번의 경제
위기를 겪고 있는 우리의 현실을 극복하고 일어설 수 있는 리
더로서의 역할과 책임에 대한 명확한 해답을 제시해줄 것이다.
신국판 / 320쪽 / 9,500원

정보소프트
김승룡 지음

홍수처럼 쏟아지는 정보를 수집 · 분석하여 효과적으로 활용하
는 방법을 총망라한 정보 전략 완벽 가이드!!
신국판 / 324쪽 / 6,000원

기획대사전
다카하시 겐코 지음 · 홍영의 옮김

저자가 신사업 기획안과 지역 활성화의 프로젝트맨으로 수십
년간 활약하면서 얻은 경험과 체험을 토대로 엮은 완전 실용판
기획지침서로서 히트상품의 개발, 창업의 성공, 업무의 효율
화, 성공적인 마케팅전략, 인재조직의 활용, 비용절감 등 기획
에 관련된 모든 사항을 실례와 도표를 통하여 초보자에서 프로
기획맨에 이르기까지 효율적으로 활용할 수 있도록 체계적으
로 총망라하였다.
신국판 / 552쪽 / 19,500원

맨손창업 · 맞춤창업 BEST 74
양혜숙 지음

창업대행 현장 전문가가 추천하는 유망업종을 7가지 주제별로
나누어 수록한 맞춤창업서로 창업예비자들에게 창업의 길을 밝
혀줄 발로 뛰면서 만든 실무 지침서!! 신국판 / 416쪽 / 12,000원

무자본, 무점포 창업! FAX 한 대면 성공한다
다카시로 고시 지음 · 홍영의 옮김

완벽한 FAX 활용법을 제시하여 가장 적은 자본으로 창업하려
는 예비자들에게 큰 투자를 필요로 하지 않으면서 성공을 이끌
어주는 길라잡이가 되는 실무 지침서. 신국판 / 226쪽 / 7,500원

성공하는 기업의 인간경영
중소기업 노무 연구회 편저 · 홍영의 옮김

무한경쟁시대에서 각 기업들의 다양한 경영 실태 속에서 인
사 · 노무 관리 개선에 있어서 기업의 효율을 높이고 발전을 이
룰 수 있는 원칙을 제시. 신국판 / 368쪽 / 11,000원

21세기 IT가 세계를 지배한다
김광희 지음

21세기 화두로 떠오른 IT혁명의 경쟁력에 대해서 일반인들도
쉽게 이해할 수 있도록 전문가의 논리적이고 철저한 해설과 더
불어 매장 끝까지 실제 사례를 곁들여 이 책을 통해 21세기 최
정상에 오르는 방편을 터득하게 해줄 것이다.
신국판 / 380쪽 / 12,000원

경제기사로 부자아빠 만들기
김기태 · 신현태 · 박근수 공저

날마다 배달되는 경제기사를 꼼꼼히 챙겨보는 사람만이 현대
생활에서 부자가 될 수 있다. 언론인의 현장감각과 학자의 전
문성을 접목시킨 것이 이 책의 특성! 누구나 이 책을 읽고 경제
원리를 체득, 경제예측을 할 수 있게 준비된 생활경제서적.
신국판 / 388쪽 / 12,000원

포스트 PC의 주역 정보가전과 무선인터넷
김광희 지음

포스트 PC의 주역으로 급부상하고 있는 정보가전과 무선인터
넷 그리고 이를 구현하기 위한 관련 테크놀러지를 체계적으로
소개한 21세기의 현자(賢者)가 되기 위한 지침서.
신국판 / 356쪽 / 12,000원

성공하는 사람들의 마케팅 바이블
채수명 지음

마케팅의 A에서 Z까지 마케팅 박사가 최근의 이론을 보완하여
내놓은 마케팅 관련 실무서. 마케팅의 정보전략, 핵심요소, 컨
설팅실무까지 저자의 노하우와 창의적인 이론이 결합된 마케
팅서. 신국판 / 328쪽 / 12,000원

느린 비즈니스로 돌아가라
사카모토 게이이치 지음 · 정성호 옮김

미국식 스피드 경영에 익숙해져 현실의 오류를 간과하고 있는
대기업, 중소기업, 조그맣게 자기 가게를 하고 있는 사람들을
위한 어떻게 팔 것인가보다 무엇을 팔 것인가를 차분히 설명하
는 마케팅 컨설턴트의 대안 제시서! 신국판 / 276쪽 / 9,000원

적은 돈으로 큰돈 벌 수 있는 부동산 재테크
이원재 지음

700만 원으로 부동산 재테크에 뛰어들어 100배 불린 저자가 부
동산 재테크를 계획하고 있는 사람들이 반드시 알아두어야 할
내용을 경험담을 담아 해설해 놓은 경제서.
신국판 / 340쪽 / 12,000원

바이오혁명

이주영 지음

21세기 국가간 경쟁부문으로 새로이 떠오르고 있는 바이오혁명에 관한 기초지식을 언론사에 몸담고 있는 현직 기자가 아주 쉽게 해설해 놓은 바이오 가이드서. 바이오에 관심은 있지만 쉽게 접근하기 어려워하던 독자들이 바이오에 금방 친숙해질 수 있고, 관련 용어 해설을 수록해 놓았다는 것이 이 책의 최대 장점!! 신국판 / 328쪽 / 12,000원

주 식

개미군단 대박맞이 주식투자

홍성걸(한양증권 투자분석팀 팀장) 지음

초보에서 인터넷을 활용한 주식투자까지 필자의 현장에서의 경험을 바탕으로 한 주식 성공전략의 모든 정보 수록.
신국판 / 310쪽 / 9,500원

알고 하자! 돈 되는 주식투자

이길영 외 2명 공저

일본과 미국의 주식시장을 철저한 분석과 데이터화를 통해 한국 주식시장의 투자의 흐름을 파악함으로써 한국 주식시장에서의 확실한 성공전략 제시!! 신국판 / 388쪽 / 12,500원

항상 당하기만 하는 개미들의 매도 · 매수타이밍 999% 적중 노하우

강경무 지음

승부사를 꿈꾸며 와신상담하는 모든 이들에게 희망의 등불이 될 것을 확신하는 Jusicman이 주식시장에서 돈벌고 성공할 수 있는 비결 전격공개!! 신국판 / 336쪽 / 12,000원

부자 만들기 주식성공클리닉

이창희 지음

저자의 경험담을 섞어서 주식이란 무엇인가를 풀어서 써놓은 주식입문서. 초보자와 자신을 성찰해볼 기회를 가지려는 기존의 투자자를 위해 태어났다.
신국판 / 372쪽 / 11,500원

선물 · 옵션 이론과 실전매매

이창희 지음

철저한 정글의 법칙이 적용되는 선물과 옵션시장에서 일반인들이 실패하는 원인을 분석하고, 반드시 지켜야 할 투자원칙에 따라 유형별로 실전 매매 테크닉을 터득함으로써 투자를 성공적으로 할 수 있게 한 지침서!! 신국판 / 372쪽 / 12,000원

역 학

역리종합 만세력

정도명 편저

피흉취길해 나갈 수 있는 생활의 지침서!!
현존하는 만세력 중 최장 기간을 수록하였으며 누구나 이 책을 보고 자신의 사주를 쉽게 찾아보고 맞춰 볼 수 있게 하였다.
신국판 / 532쪽 / 10,500원

작명대전

정보국 지음

좋은 이름 짓는 원리를 체계적으로 공식화한 "쉽게 짓는 작명법"으로 독자들 스스로 작명할 수 있도록 한글 소리 발음에 입각한 작명의 원리를 밝힌 길라잡이이다. 신국판 / 460쪽 / 12,000원

하락이수 해설

이천교 편저

점서학인 하락이수를 직역으로 풀어 놓아 원작자의 깊은 뜻을 원형 그대로 전달하고 원문을 공부하려는 사람들에게 도움이 되는 해설서이다. 신국판 / 620쪽 / 27,000원

현대인의 창조적 관상과 수상

백운산 지음

관상에는 그 사람의 평생 운명이 담겨져 있다. 관상을 보면 그 사람의 성격 및 운세, 미래의 성공 여부도 예측할 수 있다.
관상학을 터득하여 적절히 운명에 대처해 나감으로써 어느 분야에서든지 성공적인 삶을 누릴 수 있는 비법을 전해줄 것이다. 신국판 / 344쪽 / 9,000원

대운용신영부적

정재원 지음

운명을 새롭게 변화시켜주는 신비의 영부적!!
수많은 역사와 신비로운 영험을 지닌 1,000여 종의 부적과 저자가 수십 년간 연구 · 개발한 200여 종의 부적들을 집대성한 국내 최대의 영부적이다. 신국판 양장본 / 750쪽 / 39,000원

사주비결활용법

이세진 지음

컴퓨터와 역학의 만남!! 왕초보자도 한글만 알면 신녹현사주 방정식을 실전에 응용할 수 있다. 운명의 숨겨진 비밀을 꿰뚫어 보는 신녹현사주 방정식의 모든 것을 수록하였다.
신국판 / 392쪽 / 12,000원

컴퓨터세대를 위한 新 성명학대전

박용찬 지음

이름 속에 운명을 바꾸는 비결이 있다. 태어난 아기 이름은 물론 개명 · 상호 · 아호 짓는 법까지 사람이 살아가면서 필요한 모든 이름 짓기가 총망라되어 각자의 개성과 사주에 맞게 이름을 지음으로써 본인의 삶에 이름값을 할 수 있도록 누구나 쉽게 짓는 작명비법을 수록하였다. 신국판 / 388쪽 / 11,000원

길흉화복 꿈풀이 비법

백운산 지음

30년이 넘는 세월을 역학에 몸담으면서 터득한 꿈과 관련된 해몽들이 상세하게 수록되어 있고 길몽과 흉몽을 구분하여 그림과 함께 보기 쉽게 엮었으며, 특히 요즘 신세대 엄마들에게 관심이 많은 태몽이 여러 가지로 자세하게 풀이되어 있다.
신국판 / 410쪽 / 12,000원

새천년 작명컨설팅

정재원 지음

오랜 세월 철학원을 운영한 저자의 경험을 바탕으로 일반인들도 '참 쉽다' 라는 표현이 저절로 나올 수 있도록 쓰여졌다. 독학으로 풍수지리학, 사주추명학 및 성명학을 섭렵한 저자의 경험을 되살려, 혼자 배워야 하는 독자들도 정말 이해하기 쉽도록 구성된 신세대 부모를 위한 쉽고 좋은 아기 이름만들기의 결정판이다. 더불어 개명 · 상호명 · 회사명 · 상품명까지 체계

적으로 원리화하여 손쉽게 지을 수 있는 작명비법을 제시한다.
신국판 / 470쪽 / 13,000원

백운산의 신세대 궁합
백운산 지음

인간의 운명을 예언하는 역리학의 대가이며, 매스컴을 통하여
잘 알려진 백운산 선생이 남녀궁합 보는 법뿐만 아니라 인간관
계, 출세, 재물, 자손문제, 건강문제, 성격, 길흉관계 등을 미리
규명할 수 있도록 쉽게 풀어놓았다. 신국판 / 304쪽 / 9,500원

동자삼 작명학
남시모 지음

한글 성명만으로 사람의 운세를 예측할 수 있다. 최초의 한글
성명학으로 한글의 독창성 · 우수성 · 과학성을 운명철학 차원
에서 검증한, 한국사람에게 알맞은 건물명 · 상호 · 물건명 등
의 이름을 자신에게 맞는 한글이름으로 지을 수 있는 작명비법
을 제시한다. 신국판 / 496쪽 / 15,000원

구성학의 기초
문길여 지음

좋지 않은 운(運)을 길운(吉運)으로 바꾸어 운명을 새롭게 변화
시키는 방위학의 모든 것을 통하여 개인의 일생운 · 결혼운 ·
사고운 · 가정운 · 부부운 · 자식운 · 출세운을 성공적으로 이끄
는 비법 공개. 신국판 / 412쪽 / 12,000원

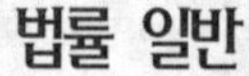

법률 일반

여성을 위한 성범죄 법률상식
조명원(변호사) 지음

성희롱에서 성폭력범죄까지 여성이었기 때문에 특히 말 못하
고 당해야만 했던 이 땅의 여성들을 위한 성범죄 법률상식서.
사례별 법적 대응방법 제시. 신국판 / 248쪽 / 8,000원

아파트 난방비 75% 절감방법
고영근 지음

예비역 공군소장이 잘못 부과된 아파트 난방비를 최고 75%까
지 줄일 수 있는 방법을 구체적인 법적 근거를 토대로 작성한
아파트 난방비 절감방법 제시. 신국판 / 238쪽 / 8,000원

일반인이 꼭 알아야 할 절세전략 173선
최성호(공인회계사) 지음

세법을 제대로 알면 돈이 보인다.
현직 공인중계사가 알려주는 합법적으로 세금을 덜 내고 돈을
버는 절세전략의 모든 것!
신국판 / 392쪽 / 12,000원

변호사와 함께하는 부동산 경매 닷컴
최환주(변호사) 지음

경매재테크의 성공을 위한 입찰준비에서 낙찰까지의 경매 입
찰 테크닉을 경매 전문 변호사가 명쾌하게 해설한 실전 경매
완벽 가이드서. 신국판 / 364쪽 / 11,000원

혼자서 쉽고 빠르게 할 수 있는 소액재판
김재용 · 김종철 공저

나홀로 소액재판을 할 수 있도록 소장작성에서 판결까지의 실

제 재판과정을 상세하게 수록하여 이 책 한 권이면 모든 것을
완벽하게 해결할 수 있다. 신국판 / 312쪽 / 9,500원

"술 한 잔 사겠다"는 말에서 찾아보는 채권 · 채무
변환철 지음

현대인들의 삶은 채권 · 채무라는 법률영역으로부터 벗어나서
살 수 없기 때문에 채권 · 채무 관련 분쟁이 끊임없이 발생하고
있다. 이러한 사실에 착안하여 전문 변호사가 속시원하게 구수
한 문장력으로 해설해주는 일반인들이 꼭 알아야 할 채권 · 채
무에 관한 법률 사항을 빠짐없이 수록했다.
신국판 / 408쪽 / 13,000원

알기쉬운 부동산 세무 길라잡이
이건우 지음

부동산을 사거나 팔 경우, 상속을 받을 경우, 또는 부동산을 소
유하고 있을 경우 부동산에 관련된 모든 세금을 알기 쉽게 단
계별로 해설하고 있다. 합리적이고 탈세가 아닌 적법한 절세법
제시. 신국판 / 400쪽 / 13,000원

알기쉬운 어음, 수표 길라잡이
변환철(변호사) 지음

어음, 수표의 발행에서부터 도난 또는 분실한 경우의 공시최고
와 제권판결에 이르기까지 어음, 수표 관련 법률사항을 쉽고도
상세하게 설명, 한 권으로 압축해 놓은 생활법률서.
신국판 / 328쪽 / 11,000원

제조물책임법
강동근 · 윤종성 공저

제품의 설계, 제조, 표시상의 결함으로 소비자가 피해를 입었
을 때 제조업자가 배상책임을 져야 하는 제조물책임 시대를 맞
아 제조업자가 갖추어야 할 법률적 지식을 조목조목 설명해 놓은
법률서. 신국판 / 368쪽 / 13,000원

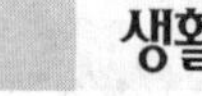
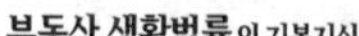

생활법률

부동산 생활법률의 기본지식
대한법률연구회 지음 · 김원중 감수

부동산관련 기초지식과 분쟁해결을 위한 노하우, 테크닉을 제
시하고 권두 특집으로 주택건설종합계획과 부동산 관련 정부
주요 시책을 소개하였다. 신국판 / 480쪽 / 12,000원

고소장 · 내용증명 생활법률의 기본지식
하태웅 지음

독자들이 고소 · 고발의 법적 의미를 정확히 이해하고 스스로
고소 · 고발장을 작성할 수 있도록 예문과 서식을 함께 소개하
여 문제 해결에 대응할 수 있도록 하였다. 또 민사소송에 대해
서도 자세하게 설명하였으며 부록에는 형법과 형사소송법의
원문을 게재하여 법전 역할까지 할 수 있도록 하였다.
신국판 / 440쪽 / 12,000원

노동 관련 생활법률의 기본지식
남동희 지음

인터넷 노무 상담실을 운영하며 4만 여 건 이상의 무료 상담을
계속하고 있는 저자의 상담 사례를 통해 문답식으로 속시원하
게 풀어나가는 노동 관련 생활법률 해설의 최신 결정판이다.
아울러 취업규칙 · 단체협약 · 고용보험 관련 여러 가지 서류

및 직장 내 성희롱 예방 지도 지침 등과 같은 노동 관련 양식도 곁들였다. 신국판 / 528쪽 / 14,000원

외국인 근로자 생활법률의 기본지식
남동희 지음

외국인 연수협력단의 자문위원으로 오랜 시간 실무를 접했던 저자의 경험을 바탕으로 외국인 근로자의 체류자격 및 취업자격 등 법적 문제와 법률적 지위를 상세하게 다루었다.
신국판 / 400쪽 / 12,000원

계약작성 생활법률의 기본지식
이상도 지음

법을 전공하지 않은 사람이라도 국민생활과 직결된 계약법의 기초를 이루는 핵심 기본지식을 체계적으로 쉽게 이해할 수 있도록 했으며, 간단명료한 해설과 더불어 이와 관련된 계약서 작성 예문을 상세하게 예시함으로써 실제 상황에 활용가능하게 하였다. 신국판 / 560쪽 / 14,500원

지적재산 생활법률의 기본지식
이상도 · 조의제 공저

현대 산업사회에서 중요시되고 있는 특허, 실용신안, 의장, 상표, 저작권, 컴퓨터프로그램저작권 등 지적재산의 모든 것을 체계화하여 한 권으로 요약하였다. 아울러 지적재산 전체를 통틀어 다루되 상호 연관적으로 해설하여 실무에 직접 활용할 수 있도록 하였다. 신국판 / 496쪽 / 14,000원

부당노동행위와 부당해고 생활법률의 기본지식
박영수 지음

노사관계 이슈 중에서 주요 핵심사항인 부당노동행위와 정리해고 · 징계해고를 중심으로 간단 명료한 해설과 더불어 대법원 판례, 노동위원회에 의한 구제절차, 소송절차 및 노동부 업무처리지침을 소개하여 실질적인 도움이 되도록 하였다.
신국판 / 432쪽 / 14,000원

주택 · 상가임대차 생활법률의 기본지식
김운용 지음

전세업자들이 보증금 반환소송이나 민사소송, 경매절차까지의 모든 기본적인 흐름을 알 수 있도록 인터넷을 통한 실제 법률상담을 전격 수록하였다. 이 책을 통하여 사전 분쟁을 막고 많은 시간과 비용 및 정신적 고통까지 당하는 소송이나 강제집행의 단계에 이르지 않고 문제 해결을 할 수 있도록 하였다.
신국판 / 480쪽 / 14,000원

하도급거래 생활법률의 기본지식
김진홍 지음

경제적 약자인 하도급업자를 위하여 하도급거래 관련 필수적인 법률사안들을 쉽게 해설함과 동시에 실무에 필요한 12가지 하도급표준계약서를 소개하여 공정한 하도급거래의 법률자문 역할을 할 수 있도록 하였다. 신국판 / 440쪽 / 14,000원

이혼소송과 재산분할 생활법률의 기본지식
박동섭 지음

이혼과 관련하여 해결해야 할 법률문제들을 저자의 실무경험을 바탕으로 명쾌하게 해설하였다. 아울러 약혼이나 사실혼과기로 인한 위자료문제도 함께 다루어 가정문제로 고민하는 사람들에게 길잡이가 되도록 하였다. 신국판 / 460쪽 / 14,000원

부동산등기 생활법률의 기본지식
정상태 지음

등기를 하지 않으면 어떤 위험이 따르고, 등기를 하면 어떤 효력이 생기는가! 등기신청은 어떻게 하며, 필요한 서류는 무엇

이고, 등기종류에는 어떤 것들이 있는가 등 부동산등기 전반에 걸쳐 일반인이 꼭 알아야 할 법률상식을 간추려 간단, 명료하게 해설하였다. 신국판 / 456쪽 / 14,000원

기업경영 생활법률의 기본지식
안동섭 지음

사업을 구상하고 있는 사람이나 현재 경영하고 있는 사람 및 관리실무자에게 필요한 법률을 체계적으로 알려줌으로써 성공적인 기업 경영자의 비전을 제시해준다. 또한 관련 법률서식과 서식작성 예문도 함께 소개하였다. 신국판 / 466쪽 / 14,000원

교통사고 생활법률의 기본지식
박정무 · 전병찬 공저

교통사고 당사자가 쉽게 응용할 수 있도록 단계별 해결책을 제시함과 동시에 사고유형별 Q&A를 통하여 상세한 법률자문 역할을 하였다.
신국판 / 480쪽 / 14,000원

소송서식 생활법률의 기본지식
김대환 지음

일상생활과 밀접한 소송서식을 중심으로 소장작성부터 판결을 받을 때까지 그 절차마다 법원에 제출하는 순위에 따라 그 서식작성요령을 서식마다 항목별로 자세하게 설명하였다.
신국판 / 480쪽 / 14,000원

호적 · 가사소송 생활법률의 기본지식
정주수 지음

개명, 성 · 본 창설, 취적절차 및 법원의 허가 및 판결에 의한 호적정정절차, 친권 · 후견절차, 실종선고 · 부재선고절차에 이르기까지 상세한 해설과 함께 신고서식 작성요령과 구비할 서류 및 재판절차에 대하여 자세히 설명하였다. 신국판 / 516쪽 / 14,000원

상속과 세금 생활법률의 기본지식
박동섭 지음

지금 우리 주위에 상속을 둘러싸고 형제간, 부모자식간에 다툼이 갈등이 있는 경우를 심심치 않게 본다. 이럴 때 상속재산분할, 상속회복청구, 유류분반환청구, 상속세부과처분취소 등 상속관련 사건들을 해결하는 데 도움이 되도록 상속법과 상속세법을 상세하게 함께 수록. 신국판 / 480쪽 / 14,000원

처 세

성공적인 삶을 추구하는 여성들에게 우먼파워
조안 커너 · 모이라 레이너 공저, 지창영 옮김

사회의 여성을 향한 냉대와 편견의 벽을 깨뜨리고 성공적인 삶을 이루려는 여성들이 갖추어야 할 자세 및 삶의 이정표 제시!!
신국판 / 352쪽 / 8,800원

聽 이익이 되는 말 話 손해가 되는 말
우메시마 미요 지음 · 정성호 옮김

상호 교류감이 있는 대화가 인생과 비즈니스를 성공으로 이끈다. 직장이나 집안에서 언제나 주고받는 일상의 화제를 모아 실음으로써 대화의 참의미를 깨닫고 비즈니스를 성공적으로 이끌기 위한 대화술을 키우는 방법 제시!!
신국판 / 304쪽 / 9,000원

성공하는 사람들의 **화술테크닉**
민영욱 지음

개인간의 사적인 대화에서부터 대중을 위한 공적인 강연에 이르기까지 어떻게 말하고 어떻게 스피치를 할 것인가에 관한 지침서. 자신의 경험을 바탕으로 한 이론을 통해 화술이 부족해서 사회에 적응하지 못하는 사람들에게 길라잡이가 된다.
신국판 / 320쪽 / 9,500원

부자들의 생활습관 가난한 사람들의 생활습관
다케우치 야스오 지음 · 홍영의 옮김

경제학의 발상을 기본으로 하여 사람들이 살아가면서 생활에서 생각해 볼 수 있는 이익을 보는 생활습관과 손해를 보는 생활습관을 수록. 독자 자신에게 맞는 생활습관의 기본 전략을 설계할 수 있도록 제시.　신국판 / 320쪽 / 9,800원

코끼리 귀를 당긴 원숭이-히딩크식 창의력을 배우자
강충인 지음

코끼리와 원숭이의 우화를 히딩크의 창조적 경영기법과 리더십에 대비하여 자기혁신, 기업혁신을 꾀하는 창의력 개발법을 제시.　신국판 / 208쪽 / 8,500원

명 상

명상으로 얻는 깨달음
달라이 라마 지음 · 지창영 옮김

티베트의 정신적 지도자이자 실질적 지도자인 달라이 라마의 수많은 가르침 가운데 현대인에게 필요해지고 있는 인내에 대해 문답형으로 풀어놓았다. 달라이 라마와 함께 풀어보는 인내에 대한 이야기.　국판 / 320쪽 / 9,000원

어 학

2진법 영어
이상도 지음

영어학습의 대혁명!!
2진법 영어의 비결을 통해서 기존 영어학습 방법의 단점을 말끔히 해소시켜 주는 최초로 공개되는 고효율 영어학습 방법. 적은 시간을 투자하여 영어의 모든 것을 획기적으로 향상시킬 수 있는 비법을 제시한다.　4 · 6배판 변형 / 328쪽 / 13,000원

한 방으로 끝내는 영어
고제윤 지음

일상생활에서의 이야기를 바탕으로 하는 영어강의로 영어문법은 재미없고 지루하다고 생각하는 이 땅의 모든 사람들의 상식을 깨면서 학습 효과를 높이기 위한 공부방법을 제시하는 새로운 영어학습서.
이 책으로 영어문법을 마스터하여 영어의 벽을 뛰어넘도록 하자.　신국판 / 316쪽 / 9,800원

한 방으로 끝내는 영단어
김승엽 지음 / 김수경 · 카렌다 감수

일상생활에서 우리가 무심코 던지는 영어 한마디가 당신의 영어수준을 드러낸다는 사실을 깨닫게 하는 영어 실용서. 풍부한 예문을 통해 참영어를 배우겠다는 사람, 무역업이나 관광 안내업에 종사하는 사람, 영어권 나라로 이민을 가려는 사람들에게 많은 도움을 줄 것이다.　4 · 6배판 변형 / 236쪽 / 9,800원

테마별 고사성어로 익히는 한자
김경익 지음

세글자, 네글자로 이루어진 고사성어를 통해 실용한자를 익히고 성어 속에 담긴 의미도 오늘에 맞게 재해석 해보는 한자 학습서　4 · 6배판 변형 / 248쪽 / 9,800원

해도해도 안 되던 영어회화 **하루에 30분씩 90일이면 끝낸다**
Carrot Korea 편집부 지음

온라인과 오프라인을 넘나들면서 영어학습자들의 각광을 받고 있는 린다의 현지 생활 영어 수록. 교과서에서 배울 수 없었던 생생한 실생활 영어를 90일 학습으로 모두 끝낼 수 있다.
4 · 6배판 변형 / 260쪽 / 15,000원

바로 활용할 수 있는 기초생활영어
김수경 지음

다양한 상황에 대처할 수 있도록 인사나 감정 표현, 전화나 교통, 장소 및 기타 여러 사항에 관한 기초생활영어를 총망라.
신국판 / 240쪽 / 10,000원

스포츠

수열이의 브라질 축구 탐방 **삼바 축구, 그들은 강하다**
이수열 지음

축구에 대한 관심만으로 각 나라의 축구팀, 특히 브라질 축구팀에 애정을 가지고 브라질 축구팀의 전력 및 각 선수들의 장단점을 나름대로 분석하고 연구하여 자신의 의견을 피력하고 있는 축구 길라잡이서.　신국판 / 280쪽 / 8,500원

마라톤, 그 아름다운 도전을 향하여
빌 로저스 · 프리실라 웰치 · 조 헨더슨 공저 / 오인환 감수 / 지창영 옮김

마라톤에 입문하고자 하는 초보 주자들을 위한 마라톤 가이드서. 올바르게 달리는 법, 음식 조절법, 달리기 전 준비운동, 주자에게 맞는 프로그램 짜기, 부상 예방법을 상세하게 설명하고 있다.　4 · 6배판 / 320쪽 / 15,000원

난치성 피부병

1995년 11월 15일 제1판 1쇄 발행
2002년 11월 20일 제1판 10쇄 발행

지은이/생약효소연구원
펴낸이/강선희
펴낸곳/가림출판사

등록/1992. 10. 6. 제4-191호
주소/서울시 광진구 구의동 57-71 부원빌딩 4층
대표전화/458-6451   팩스/458-6450
홈페이지 http://www.galim.co.kr
e-mail galim@galim.co.kr

값 7,500원

ISBN 89-7895-050-7 13510

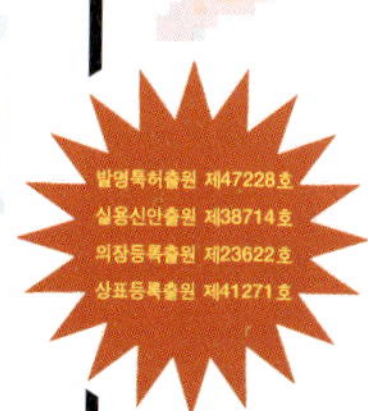

동의보감과 조상의 지혜로 탄생한
한무제 신침
신비의 잣나무 장수 약베개

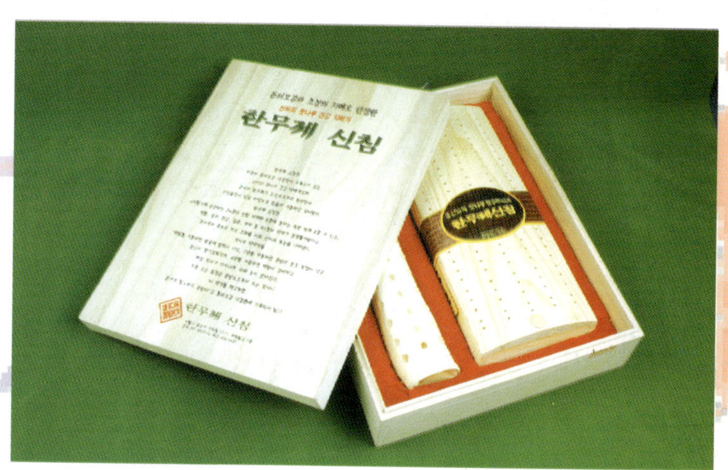

한무제 신침은 허준의 동의보감 내경편에 수록되어 있는 신비의 잣나무 건강 약베개로써 한무제가 도인으로부터 전수받아 귀인들만이 엄한 비법으로 만들어 사용하던 것이었다. 한무제 신침은 24절기에 순응하는 24종의 선한 약재와 8풍에 응하는 독한 약재 8종 즉 인삼, 백출, 당귀, 천궁, 방풍, 부자 등 32종의 약재가 장생불사한다는 잣나무의 효능과 서로 조화를 이뤄 신비한 효능을 나타낸다. 잣나무 약베개를 "백일 사용하면 얼굴에 광택이 나고, 1년을 사용하면 몸안의 온갖 질병이 낫고 전신이 향기로워지며, 4년을 사용하면 백발이 검어지고 빠진 치아가 다시나며, 귀와 눈이 밝아진다. 무릇 모든 질병은 음양으로부터 오는 것이니 이 베개를 베고자면 풍사가 침노하지 못한다"고 동의보감 내경편에 기록되어 있다.

귀중한 만큼 더 값진 선물 !!

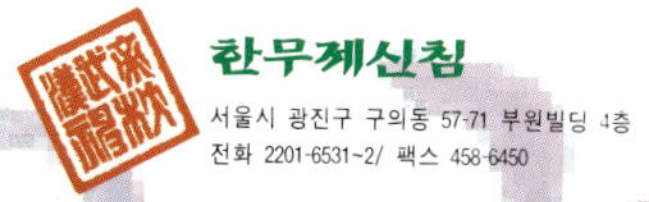

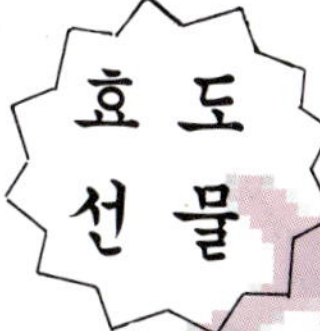

신비의 잣나무 장수 약베개
한무제 신침

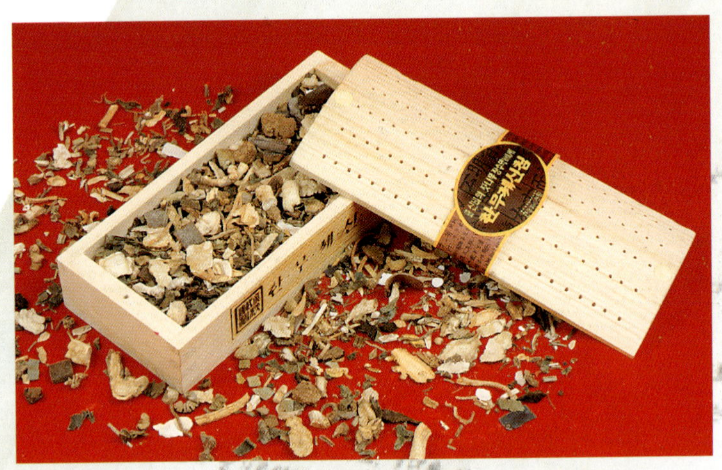

🔽 신침의 유래

　　2,000년전 한무제가 동쪽으로 순시를 나갔을 때에, 밭을 메고 있는
농부의 등에서 수척이나 오르는 백광을 보고 신비스럽게 여겨 그 농부를 불러
"무슨 도술을 쓰고 있는가"라고 물으니, 그 농부가 대답하기를
"신의 나이 85세 때에 노쇠가 심하고 머리카락과 치아가 빠져 거의 죽게 되었는데
어느 도사의 가르침으로 신침을 만들어 베고 대추를 복용하였더니
현재 나이 180인데 다시 젊어지고 백발이 흑발로 변하여 다시 돋아나며
빠진 치아가 다시 나고 하루 3백리를 걸을 수 있게 되었으며 더이상 늙지 않나이다"
하거늘 한무제가 그 모습을 살펴보니 50세 가량밖에 안되어 보이는지라
신비하게 여겨 돌아가 그 방법대로 신침을 만들어 쓰기 시작하였다.

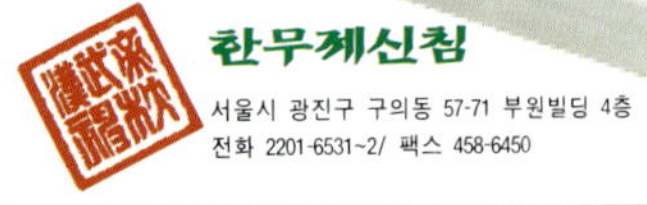

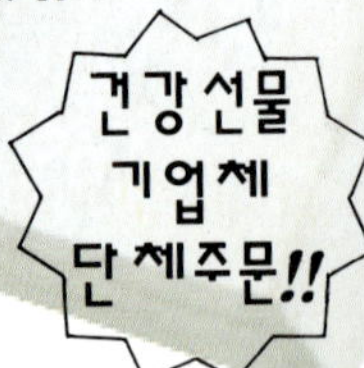